南京中醫藥大學圖書館藏未刊中醫稿抄本精粹

婦科、醫案、醫方卷

總主編／李文林　張　雲
主編／張　雲　楊　斕
主審／曾　莉

上海科學技術出版社

图书在版编目（CIP）数据

南京中医药大学图书馆藏未刊中医稿抄本精粹. 婦科、醫案、醫方卷 / 李文林, 張雲總主編；張雲, 楊瀾主編. -- 上海：上海科學技術出版社, 2025.4. -- ISBN 978-7-5478-7057-0

I. R2-52

中國國家版本館 CIP 數據核字第 2025PN7286 號

本書由國家古籍整理出版專項經費資助出版

南京中醫藥大學圖書館藏未刊中醫稿抄本精粹·婦科、醫案、醫方卷
主編 張 雲 楊 瀾

上海世紀出版（集團）有限公司
上海科學技術出版社 出版、發行
（上海市閔行區號景路159弄A座9F-10F）
郵政編碼 201101 www.sstp.cn
山東韻杰文化科技有限公司印刷
開本 889×1194 十六開
印張 三十五點五
字數 五一二千字
二〇二五年四月第1版 二〇二五年四月第一次印刷
ISBN 978-7-5478-7057-0/R·3211
定價：三八〇元

本書如有缺頁、錯裝或壞損等嚴重質量問題，請向印刷廠聯繫調換

内容提要

本册爲《南京中醫藥大學圖書館藏未刊中醫稿抄本精粹·婦科、醫案、醫方卷》，包括《女科真傳要旨》《世醫湯竹林傳女科方》《南陽醫案》《醫學識小録》四個分册。《女科真傳要旨》論述了胎前産後諸疾，采捷要心法，斟酌病原，詳列治法，分門别類。《世醫湯竹林傳女科方》描述了女科一百一十症的症狀特徵、治法方藥等。着重描述女科症狀特徵，如對月經所下之顔色、質地、性狀，描述極爲細緻；重視年齡分段，根據人體發育階段、臟腑氣血盛衰加以分析；治療重脾胃氣血生化之源，用藥常取甘温補益，對後世頗具啓發。《南陽醫案》收録了清代名醫葉天士臨證醫案三百〇九則，病種豐富，但側重於温病；用藥方面，藥少而精，處方嚴謹。輯録之人對這些醫案未做修飾，展現了葉氏診療原貌。《醫學識小録》對包括《黄帝内經》在内的醫理進行了闡發，頗具意義。

叢書編委會

本書編委會

主編 張雲 楊斕

編委（按姓氏筆畫排序）

李睿 金秋盼 張雲
楊斕 蔣小峰 劉涵

叢書前言

中醫藥抄本是中國傳統文化中頗有價值的遺産，蘊含着歷代醫家諸多精闢的學術理論與豐富的臨證經驗，是中醫藥古籍整理研究的一個重要方面。尤其是其中的臨床各科與醫案部分，每每具有獨到的理論啓迪與臨床見解，有助於拓展治療的思路，豐富治療的方法，具有深入整理研究的價值。對中醫抄本進行整理研究，不僅具有保存中醫古籍精華、弘揚中醫學術、促進臨床發展的作用，而且具有搶救祖國傳統文化遺産的特殊意義。

南京中醫藥大學圖書館創建於一九五四年，歷經江蘇省中醫進修學校圖書室、江蘇新醫學院圖書館分館、南京中醫學院圖書館、南京中醫藥大學敬文圖書館等不同發展階段，是全國中醫院校中首批唯一被中華人民共和國國務院及文化部命名的「全國古籍重點保護單位」，也是江蘇省政府命名的「江蘇省古籍重點保護單位」。圖書館收藏有古籍四千六百部，四万一千册；善本古籍四百六十部，三千五百册。其中中醫藥古籍四千一百部，中醫藥古籍品種約占全國現存中醫藥古籍品種的百分之四十，其中三十三部古籍分别入選國家、江蘇省珍貴古籍名録。

圖書館也珍藏有不少抄本古籍，雖比不上中國中醫科學院圖書館與上海中醫藥大學圖書館的館藏古籍，但是也蔚爲大觀。其中如《傷寒直指》爲漢張機述，晋王叔和撰，金成無己注，清强健補，爲清乾隆二十四年己卯（一七五九）强健抄本。該書版本價值、藝術價值與學術價值并存。强健，原名行健，字順之，號易窗。史載其人「精繪，工篆隸，尤擅長醫學」。該書爲作者原稿本，僅見方志記載，未曾刊行。該書書寫精良、字體端秀，序末和書末均印有多枚陰陽文鈐記：「易西道人」「致和書屋」「易西書。」全書收録諸家《傷寒論》

解析及作者本人研究心得，是研究《傷寒論》一部彙纂性專著，對《傷寒論》研究具有重要的參考價值。該書由吉文輝、王大妹先生點校後被收入上海科學技術出版社出版的「中醫古籍抄本精選」叢書中。

圖書館還藏有中醫學史上著名的醫案專著《續名醫類案》。該書爲清乾隆三十九年（一七七四）魏之琇稿本。該書爲集古代醫案大成之作，博取歷代醫書及史傳、地方志、文集中所載醫家治案，補江瓘《名醫類案》之不足。全書三十六卷按疾病分爲三百四十五門，選擇醫案五千八百多則。每舉一病，常刊數家案例，以不同角度鑒別病症，以便示人以法。該書爲作者手稿本，以稿紙謄寫，每册首頁均有作者陰陽文鈐印。該稿本尚未分卷，書内有作者眉批增删及改動。

此外，上海中醫藥大學圖書館曾與南京中醫藥大學圖書館深度合作，選取兩館有價值的珍稀抄本共五十三種，對其進行精點精校，由段逸山與吉文輝先生總主編，組編了「中醫珍稀抄本精選」。抄本年代以清代爲主，在内容上注重選擇臨床各科和臨床醫案類，突出該套叢書的實用性、學術性和可讀性。不少抄本在理論與實踐上都有獨特的見解和經驗。該套叢書由上海科學技術出版社於二〇〇四年出版，獲得了不錯的讀者反響。該套叢書於二〇一九年再版，目前也已售罄。

二〇二二年四月，中共中央辦公廳　國務院辦公廳印發《關於推進新時代古籍工作的意見》指出：「促進古籍有效利用。統籌好古籍文物屬性與文獻屬性的關係，各級各類古籍存藏機構在加强古籍保護的基礎上，提升利用效率。」爲了響應國家的號召，延續我館前輩所做的工作，將我館收藏的古籍不再束之高閣，使更多的學者來研究與利用我館的古籍，推動中醫藥學術的進一步發展，我們與上海科學技術出版社再次合作，共同策劃了這套「南京中醫藥大學圖書館藏未刊中醫稿抄本精粹」叢書。本套叢書將南京中醫藥大學圖書館藏未刊抄本進行分類影印、撰寫提要、編制目録。入選標準如下：一是一九一一年以前抄録的，古代未見或少見刻本，現代未曾影印或點校出版的稿抄本古籍；二是具有較高的學術價值與實用價值，在理論與實踐上有獨特的見解和經驗；三是内容完整、版式清楚、謄抄書法雋美的善本。初步選定稿抄本二十九種，除《女科真傳要旨》是明抄本外，其餘均爲清抄本。按照内容分爲傷寒、診法卷，傷科、外科、藥物卷，針灸、喉科、眼科卷，兒科卷，婦科、醫案、醫方卷，共五卷。

本套叢書有如下特色。

一是反映了江蘇地方醫學流派的學術思想與臨證經驗。如《女科真傳要旨》爲宋代名醫薛將仕撰，目前僅存抄本。此書著者乃昆山鄭氏女科第一世祖。鄭氏女科代代相傳，迄今已經經歷了二十九代，近八百年，是全國較爲罕見的世醫。源遠流長，學術繽紛，名揚華夏。據薛將仕《女科真傳要旨》自序所考，該書成書於南宋末年。該抄本爲明抄本，字體頗有明代吳門書派的韵味。薛將仕著有《坤元是保》《女科萬金方》及《女科真傳要旨》。其中《坤元是保》《女科萬金方》均已出版。

《醫學要覽》是江蘇武進名醫法徵麟的著作抄本，爲清康乾年間所抄。此書抄寫工整，字體娟秀精美。又如《瘍科補苴》由清代沙石安輯，成書於清光緒三年（一八七七），曾經付梓。是本抄録者不詳，部分章節有墨筆句讀，偶見雙行夾注或行間小字批注，抄寫極爲工整，品相甚佳。書册前鈐有「沙載陽」篆字朱方。沙石安爲沙載陽之先曾伯祖。此書爲沙氏後人所捐贈。沙家先世爲武進縣孟河鎮（今屬江蘇省常州市新北區）人，自祖父沙九成徙居丹徒大港鎮（今屬江蘇省鎮江市鎮江新區大港街道）。以醫術聞世。祖孫六代行醫，世有「大港沙派」之謂。書玉得家傳，益精醫術，擅內、外、咽喉各科，尤以治温病見長，聲震大江南北。

又如《尤氏喉科》。該書作者尤存隱，江蘇無錫人，生卒年不詳，清代喉科醫學專家。其醫事活動，大約在清康乾（一六六二—一七九五）年間。尤存隱世代爲醫，尤以喉科遠近聞名。其祖父尤仲仁，字依之，爲明代醫家，尤以喉科聞名遐邇。明嘉靖至清康乾年間，尤氏醫名揚於無錫、蘇州等地，患者皆聞而往之。尤氏喉科臨證經驗豐富，醫術益精，并將其經驗彙集成書，代代相傳，其書內容，不斷得到充實。至尤存隱時，其書漸趨完善，其又結合平生臨證經驗，整理完稿。此書傳至無錫沈金鰲、常熟陳石泉等人之手，使尤氏秘方流傳四方，以至於傳抄者衆多。

二是對醫學史料的研究具有較高的參考價值。本套叢書拓展了中國醫學史内史的研究範疇。如《尤氏喉科》書中鈐印二枚，書皮處鈐印爲「恩湛一字允若」，卷首處鈐印爲「允若顧恩湛」。是書曾爲民國醫家顧允若所收藏。顧允若，名恩湛，民國時期江蘇吴縣（今屬江蘇蘇州）之名醫，編有《顧氏醫徑讀本》。顧允若幼承家學，十六歲開業行醫。顧允若爲七子山顧（蘇州）醫學世家的傳人。顧允若一九二五年遷至蘇州富郎中巷，亦以「七子山顧」懸牌、題廬。《尤氏喉科》被名醫收藏，説明該書頗具診療特色，才會被名醫珍視。

又如《痘疹折衷》，該書作者爲明代秦昌遇，江蘇華亭（今屬上海松江）人。首爲夏東步康熙八年（一六六九）序文，次爲凡例，無目録。卷首題「雲間夏之升（東步）訂，天都陳維坤（子厚）閲」。全書朱墨圈點句讀。夏東步爲上海松江人，陳維坤爲康熙年間安徽歙縣人，曾重訂《傷寒五法》。説明當時各地醫家之間有密切的交流。該書在康熙年間，已從上海傳抄入安徽一帶。

又如《合藥總簿》，抄録者疑爲清代著名吴縣醫家楊淵。書中驗方出處，記録詳盡，如「王蔭蘭授」「陳莘田處抄來」「何書田」「陳莘田先生日用諸方」「竹棠夫人傳於公館」「章泰宇傳」等。陳莘田爲清道咸間吴縣（今屬江蘇蘇州）人氏，世居長洲（今屬江蘇蘇州）楓橋，通内外科，以瘍科名世，名重一時，著有《陳莘田外科方案》。何書田（一七七四—一八三七），清代江蘇青浦（今屬上海青浦）人。其先祖從宋代開始，累世業醫。何氏先習儒，工詩文，後繼承祖業懸壺濟世，家學淵源，技益精進，爲當時江蘇名醫之冠。由此書可以管窺當時作者與上海、蘇州當地名醫有諸多交流與學術探討。該書也從側面反映了當時醫家的診療經驗、思路與用藥。

三是本套叢書收録了不少傷寒時疫（包括兒科痘疹、痧疹等傳染病在内）抄本，對現今流行病及疫病診治具有重要的參考價值。如《傷寒傳變大略》以舌苔爲主綫，簡述不同舌苔特徵所代表的傷寒傳變情况，并列方藥。該書列有白苔、白厚苔、舌尖紅苔淡黄、苔白滑尖淡紅、邊白中黄根灰、邊黄中白等共計二十五種舌苔情况。强調據舌論證，對舌診辨析，頗多闡發。又如《疫病證治大略》分列宜汗大略、宜吐大略、宜下大略、宜清大略、宜温補大略五篇，就如何用汗、吐、下、清、温五法對治疫病的不同症狀，以及注意事項進行了一一論述。分門别類，一目了然。遣方用藥之間，頗見作者臨床功力。

自古以來，呼吸道傳染性疾病在兒童中高發。本套叢書中還收録有不少兒科痘疹的著作，如《救偏瑣言》《痘疹折衷》《痘科正宗驗方》《痘疹簡易良書》《曹氏痘疹準則》等，對診療兒科疾病有重要的參考價值。

四是本套叢書幾乎每本書除了醫論外，均附有驗方。如《合藥總簿》，既有名家經典方藥，也有未見文獻記載的私家秘方心得。該書摘録的内容，以驗方爲主，如《瘍科心得集》便要用方、《廣筆記》方、《醫方擇要》方、葉案既效方、重抄沈氏秘傳方等。從書籍的批注可以看出，作者是一名經驗豐富的臨床醫生，并時常將摘録驗方用於實踐。作者在摘録原文之際，留下大量批注，多爲方解，及對此方療效的評價。

又如《世醫湯竹林傳女科方》抄録了婦人之症一百有十治法及七十二方。《癰疽禁方録》中記録了治療外科癰疽病證的各種秘驗方劑的適應證與組成、用法，根據用藥劑型又分爲薄藥方、貼藥方、丹藥方、丸藥方、散藥方、治喉痹方六部分。

中醫藥古籍抄本研究具有重要的學術價值，許多未經刊刻的稿本和某些僅通過抄本形式流傳的文獻，正是藉抄本這種特殊的文獻形式得以保存和流傳。本套叢書的出版，旨在將沉埋多年的中醫藥瑰寶呈現給廣大讀者，以引起人們對中醫古籍抄本的重視，并展開更爲深入的研究。本套叢書可供中醫藥專業工作者、中醫藥院校師生、古代文獻與傳統文化工作者及其愛好者閲讀研究，也可供各地圖書館與相關專業圖書館作爲收藏。

編者謹識

二〇二四年十二月

叢書凡例

一、本叢書遴選南京中醫藥大學圖書館館藏珍稀未刊抄本二十九種。入選標準如下：一是一九一一年以前抄録的，古代未見或少見刻本，現代未曾影印或點校出版的稿抄本古籍；二是具有較高的學術價值與實用價值，在理論與實踐上有獨特的見解和經驗；三是内容完整、版式清楚、謄抄書法雋美的善本。

二、提要。置於正文之前。介紹書稿版本信息、作者與全書内容，注重闡述其在理論與臨床上的特點。

三、本叢書所收諸書之名，一般以扉頁或卷首名稱爲準。若書名過長，且原有簡稱，則以簡稱爲本次影印的正書名。爲方便當代讀者所需，各子目原書前無論有無目録，今均據其正文重新編製目録。

（一）凡正文與原書目録不同處，原則上以正文爲準，但遇訛、脱、衍、倒之文，或漫漶處，則據原書目録改正，不另出注。

（二）凡古今字、通假字、異體字，徑改爲規範繁體字，不另出注。

（三）凡原書有文無題者，如有必要，則擬一名冠於其前，外加括弧以區别之。

（四）目録中各卷次之前的書名一律省略，徑標以卷次。

四、原書錯簡、脱葉，均在目録中予以注明，錯簡者予以訂正。原書存在的文字缺損訛誤，本次影印爲保存古籍原貌，一律不加修正，版面僅作去污修髒等無關文字内容的處理。

叢書總目

針灸、喉科、眼科卷

兒科卷

婦科、醫案、醫方卷

婦科、醫案、醫方卷

目録

女科真傳要旨

〔宋〕薛將仕／撰

提要

《女科真傳要旨》，宋薛將仕撰，明抄本。南京中醫藥大學圖書館藏。開本高二十六厘米，寬十二點五厘米。每半葉八行，行二十五字。卷首及序中各印一枚，文曰「巾德孚字」。全書朱墨圈點。

薛將仕，號古愚（遇），生卒年不詳，南宋末昆山（今江蘇昆山）人。薛將仕因慈親久病，遂有志於醫，後精於醫術，尤擅女科。薛氏醫德高尚，治病不因親疏貧富，平等待人，其《女科真傳要旨》自序中道：「勿爲利動，勿擇親疏、貧富，凡抱病求醫者，例以仁術推之可也。」其著作有《女科萬金方》《女科胎產問答要旨》（三卷）等。據《平橋稿》卷六的《薛將仕祠堂記》所考，薛將仕乃鄭氏女科世醫之始祖，因無子嗣，傳醫術於女婿錢氏，錢氏復傳醫術於女婿鄭公顯。鄭氏遂業女科，歷經二十九代，迄今已有近八百年歷史。

全書未著目録，不分卷次。首爲「女科真傳要旨論序」，次爲正文。是書「采真人所授捷要心法，間附己意，斟酌病原，詳列治法，分門析類，各有條理，彙以成帙」。正文首列《求子論》《胎前保護論》《産後調理論》，繼有《調經門二十三問》《婦人有妊脉歌》《男胎女胎脉歌》《男胎脉訣》《夜叉脉》《生胎死胎脉訣》《雙胎脉法》《十月胎形歌》，續有《胎前門四十四問》《妊娠五忌》《産後門四十九問》《諸積六問》《崩中帶下十六問》。每問後均有答曰先論病因，次病理，後附諸方，全書共收録百二十九方。

據薛將仕《女科真傳要旨》自序所考，成書於南宋末年。抄本字體頗有明代吴門書派的韻味。《中國中醫古籍總目》未見收録，無其他館藏。（李睿撰）

目録

[一] 苓：疑作「淋」。

女科真傳要旨論序

古人云女科爲醫之難事何也蓋其嗜慾多於丈夫感病倍於男子況富貴之家居奧室之中幃帳之内復以帛蒙手臂既不能行望聞之神又不能殫切脉之巧不免盡理質問病家見其問煩遂爲醫者不精予之樂習其業非不憚其难也因慈親久病刻志於醫遠遊楚蜀尋師弗遇復適越土拜從異人講明陰陽順逆氣運變化臟腑標本脉候虛實斯得所傳乃屢遂試之累有神效但方語瀚書辭理淵深慮後人不能遍

知大理故採真人所授提要心法間附己意斟酌病原詳列治法分門析類各有條理彙以成帙名曰女科要旨遺後人以養生此業頗淂清高士君子罔不敬愛凡幼學時先讀儒書以希上達萬一無成當習醫爲恒業其脉語藥性方訣熟讀胸中求師訪友精研義理然後施治又當持己以忠待人以恕勿為利動勿擇親疎貧富凡抱病求醫者例以仁術推之可也葢書之傳尤未盡善更宜窮究聖賢全書就其學識高明者而求正焉以造於奧妙庶不孤予之心若有不肖者既不

業又不業醫衹爲祖宗之罪人耳勉之儆之　岢

宋末歲屬閼逢閹茂小春吉旦玉邑平橋南埭古愚薛將仕瀅

識

歌曰　專業産科果實奇萬金難覓這方書清閑渾是

儂家趣看得人間事是非

求子論

素問云天地者萬物之父母也陰陽者天地之男女也有夫婦則有父子婚姻之後則有生育者人倫之生也男女之合二情交暢陰血先至陽精後冲血開裹精陰外陽內陰含陽胎而男形成矣陽精先至陰血後參精開裹血陽外陰內陽含陰胎而女形成矣若夫受形之易者男女適當其年也男子二八精氣溢瀉必三十而娶女子二七天癸至必二十而嫁欲其二氣充實然後交而孕孕而育育而壽倘婚嫁不時真元交泄未完而傷是以交而不

孕々而不育々而不壽者多矣以此觀之男女婚姻貴乎及時夫婦貴乎強壯則易受胎也且父少母老生女不弱母壯父衰生男不弱誠有此理或男子真精氣不濃婦人血衰而氣旺謂之夫病婦疹皆使人無子調治之法女子當養血抑氣以減喜怒男子當益腎生精以節嗜慾陰陽和平則樂有子矣男服虎潛丸女服地黃丸

一

虎潛丸一

兎絲子酒炒五錢　人參去蘆　黃芪蜜炙　當歸酒洗各一兩

破故子炒黄七錢半　杜仲酥炙五錢　瑣陽酥炙五錢　黄栢酒炒一兩
甘州枸杞五錢　敗龜板酒浸酥炙五錢　五味子七錢半
牛膝酒洗二兩　白芍藥酒炒一兩　山藥一兩　熟地四兩
虎骨酥炙五錢
右共為末煉蜜和猪脊髓丸海服八十丸空心白滚湯送下酒下
亦可
虎潛熟地芍當歸破故山陽仲兎絲杞藥虎龜同五味人參牛膝
共黄芪

地黃丸二

熟地黃八錢 乾山藥四錢 澤瀉二錢 山茱萸四兩

牡丹皮三錢 牛膝二錢 鹿茸二錢 五茄皮二錢

白茯苓三錢 射香一分

地黃丸用乾山茱澤瀉山萸白茯苓牛膝牡丹鹿茸好五茄固

射糊丸醫

胎前保護論

嘗觀岐伯明姙婦發訓書云凡得孕時味宜和淡飲食調匀勿食

邪味生冷須禁行步當緩坐立無傾夜間側臥左右轉身心莫嫉妬意勿貪嗔柔聲恱色處事和平忽當產候自順自生識者斯言也今之妊娠多有昏愚或食旨酒炙煿肥膩薑蒜蝦蟹海味一切寒熱辛辣等物徒充口腹之欲積蓄內攻以致產難胎前所宜忌也或抱石持磚擔水挨磨一應負重登高取物閃挫失跌以致傷胎〻前所宜忌也或夫婦不慎兩情交通以致傷胎〻前所宜忌也或性稟躁急怒氣不常悲哀不節內外相因以致動胎〻前所宜忌也或胎中有疾施治悞用桃仁紅花射香等劑皆致動胎〻

前所宜忌也或喜澡浴觸冒風寒不惟中其病源抑且縱胎肥大以致產難胎前所宜忌也或臨期腹痛胞水已行尤當自知兩手撫卓盤旋而以順見生路不可令看生之婦摩探逼逐以致悞胎產時所宜忌也保孕之法多端不能殫述姑舉其切要者言之俾產妊娠知所禁也能知而謹之嬰兒在胎則安至產時亦易其橫生倒逆之患可少免矣若夫男女乃陰陽之數有等用轉術女為男者惑人者也豈可輕信哉

產後調理論

新產之婦不問稟氣強弱腹痛不痛有病無病或將童便或將韮汁或醋研墨飲下一盞勿令即臥須閉目而坐食頃方可靠臥不宜多臥常時起坐不可赤脚下立冷地寒天遮圍四壁免被賊風相侵時時飲粥一盞不宜太熱不宜太冷不使過飽不使失饑皆能致病忌食麪物恐傷發浮常用苦草煎湯頻服再將乾漆燒於房中令產婦聞氣以防血逆血沖血暈之患暑月燒於房外亦須避風乾漆不便以破漆器代之不然以磚塊燒紅醋沃之可也向後當煮肉補雖然飲酒亦須禁節由臟腑方虛酒力入腹血隨沸

天癸不至

騰引入經絡受禍不淺或素性所嗜宜戒當歸二兩黑豆一升羗活三兩以無灰酒煎數沸時飲一杯能去風邪養血氣下惡露行乳汁之要法如產滿月不宜驚恐憂惶哭泣思慮恚怒劇笑強起離床針指及食生冷粘硬熱毒等物或當風洗浴及負重以致墜下膀胱一時不覺受苦無窮更無房事尤為大患當此之際盧醫難療

調經門 二十三問

問室女年及笄而天癸不至者何也答曰視其脉不足者當補氣

血脉有餘而氣血相併者宜服陳皮甘艸川芎當歸烏藥生地官桂又曰一生經閉乃名石女非藥能治面色不黃飲食如故者是也不在經閉成勞論但不孕耳不必服藥有雜症者療其雜症經亦自通亦有年大經來者仍能受胎

經閉成勞

閨室女經閉成勞者何也答曰女犯此症與男子不同其説有三須視其有症無症以驗其似疾非疾若面色不黃飲食如故身不熱者其名曰歇非病也不必服藥若面黃肌瘦身熱是為童勞診其肝脉弦出寸口上魚際非藥所能治急與成婣自然經行而病

去否則十死八九蓋此症與男子不同陰陽和病自去也有氣血不足者六面黄肌瘦身熱而不甚凶雖歇幾年服藥可痊但不可用通血藥如菴〻紅 花之類只宜用生血藥以四物湯加減爲是

四物湯三

川芎 治風泄肝通肝經藥　白芍藥 和血理脾通脾經藥

熟地黄 補血通腎藥經　當歸 養血破血通腎經藥

治血調經四物湯川芎白芍藥相當熟地當歸俱酒洗諸般血症服之良

經閉不通

問婦人經閉不通者何也答曰氣不調和血不能流轉故也調經先以理氣爲主有血海虛寒者小腹冷痛是也宜服大溫經湯有血氣虛損者外發潮熱頭目昏重肢體勞倦五心煩熱心忡面赤口燥唇裂盜汗身疼是也宜服牡丹皮散有瘀血凝滯者腹中結塊腰腿重疼是也宜服紅花當歸散以其逐瘀血通經脉也亦有胃氣不調者貌本壯實但飲食減少是也蓋胃氣不調亦能令月水不通當服化氣丸歸附丸至和丸一以消食理脾使飲食進而元復一以和其氣血則經自行矣凡室女婦人經事治法相同

大溫經湯四

芍藥 甘艸 阿膠 川芎 當歸 吳茱萸

半夏 麥冬去心 牡丹皮 人參又名鬼卯 肉桂

溫經湯芍草膠芎當歸吳茱半麥冬桂卯牡丹緣小產腹疼帶下冷任衝

牡丹皮散五

牡丹皮 牛膝 當歸 赤芍 三稜 桂心

蓬朮 玄胡索

牡丹皮散治血癥牛膝當歸赤芍稜桂心　蓬朮玄胡索多煎多
服可全生

紅花當歸散六

紅花　歸稍　牛膝　紫葳　赤芍　甘草
劉寄奴　蘇木　官桂　白芷　桃仁　水酒各半煎

紅花當歸牛膝散紫葳赤芍寄奴甘蘇木桂芷桃仁酒逐瘀行
經此藥堪

化氣丸七

香附　砂仁　陳皮各一兩炙甘草　山查肉　木香
神麯、　蓬莪朮　枳殼各五錢
右爲末糊丸如桐子大米飲送下
化氣香、砂陳炙甘山查肉共木香蔻神麯蓬莪佐枳殼調和胃
氣服之良

歸附丸　八

歸身六兩　香附十兩醋炒　艾葉　人參四兩　川芎三兩　乾姜
白芷各二兩　柴胡三兩　琥珀　沉香各二兩　地榆三兩

右共為細末醋糊丸臨睡酒送下早晨姜湯送下
贊元歸附艾參芎姜延延胡琥珀同沉木二分揄共八晨連昏
服有奇功

問婦人女子骨蒸痰嗽者何也答曰視其脈七八九至視其肌消
瘦之極不是死假服藥無益

問寡婦尼姑經閉者何也答曰婦人之病比男子十倍难治况孤
寡獨居單陰無陽乃慾不遂而成法當開鬱而理其經酒瀝一藥
而治之

娼婦經閉

經事過期

問娼婦經閉者何也答曰鬱也勞也娼婦無經閉之理間亦有之只為先氣未足即被男子所傷以致此疾宜多服養氣補血之劑

問婦人室女經事過期而來者何也答曰有血虛者有血寒者有血氣滯澁者血虛者腹不痛微微身熱亦有痛者乃空痛也當服生氣血之藥血寒者宜服歸附丸方見前八以脉為辨浮濡芤細皆虛也沉遲弦緊皆寒也若過期而白帶者艾煎丸主之常嗽者忌香附逍遙散主之身熱自汗而無瀉者先治其瀉瀉而不痛者血積散嗽而痛者二四加紅花嗽而又瀉者先服養胃湯或胃苓湯澁

滯者腰腹疼痛胸膛飽滿不服醋煎之劑或四物湯見三加木香
附陳皮甘艸紅花
艾煎丸 九
艾用糯米粉酒調捏成餅子釜中蒸熟四兩五錢 吳茱萸八錢 白芍藥 熟地各一兩五錢
歸頭 川芎七錢 石菖蒲 人參 陳皮各一兩
艾煎酒和吳茱萸四物人參蒲黃陳淋漓崩傷陽滿痛固經補血
血始知宜
逍遥散 十

白术　甘艸　柴胡　白芍　當帰　赤茯

薄荷　煨姜

逍遥白术艸柴胡白芍當帰赤茯荷産後血虚生熱者自汗煨姜神効多月水不調臍腹痛往来寒熱喘平和

五積散十一　即百病無憂散

麻黄　半夏　枳殻中　川芎　白芍酒炒　乾姜

茯苓　橘紅中　桔梗　當帰中　甘艸　蒼术

官桂下　白芷　厚朴姜炒

五積麻黄半枳芎白芍姜苓共橘紅桂梗當帰甘蒼朮桂技白
芷朴同功
私識家傳不用麻黄悪心嘔吐加丁香一撮冬月用乾良
八物湯十二　即二四
白朮　人参　黄芪　茯苓　白芍　川芎
當帰　熟地　加砂仁
八物有砂仁四物合四君姜三棗子二血虚効如神
養胃湯十三

陳皮　甘草　蒼朮　半夏　厚朴　人參

草果　白茯　藿香　烏梅　生姜五片

養胃湯方橘紅甘蒼夏朴參同草果茯苓姜藿烏梅入內全功

胃苓湯十四

厚朴上　陳皮上　甘草中　蒼朮上　白朮中　澤瀉下

猪苓下　茯苓　肉豆蔻煨　官桂下

胃苓厚朴橘紅甘蒼朮白朮澤瀉並猪茯二苓肉蔻桂肚疼泄

瀉即時蠲

醋煎散 十五 即醋笛

蓬术 青皮 烏藥 香附 三稜 當歸

紅花 桃仁 赤芍 官桂 甘草

胞衣不下血冲心 蓬术青皮烏附稜歸尾紅花桃芍桂醋煎甘

草節時亭

經事參前

問婦人室女經事先期而來者何也答曰其說有二有血熱者有氣多傷血海者血熱者腰多不痛乃火也不身熱所致其色不紫其脉不洪數涼血地黃湯主之虛熱者逍遙散十見與補中益氣湯

調經

加黄栢知母皆可服或用四物湯加陳皮香附黄栢知母醋糊丸服之瀉者先理脾胃若腹中冷痛則禁用寒凉藥而服五箇乾嗽者服逍遥散十見氣多傷血海者其腹不痛以補血海無行氣爲主而慎用凉藥歸附丸八見四附陳丸主之五箇一藥雖名調經和氣飲實乃發散時行之劑以之調經不能也若年四十巳上經水每月二三至者多或淋漓病

凉血地黄湯十六

生地　當歸　黄連　黄芩　黄栢　甘草

川芎　細辛　柴胡　羌活　荆芥　升麻
防風　藁本　知母　紅花　蔓荆　空心服
凉血地黄醫血崩帰連芩栢草芎辛柴羌荆芥升防本知母紅
花与蔓荆

補中益氣湯 十九
人参　黄芪上　白术　軟柴胡　升麻上　甘草
陳皮　帰身　黄芩　黄栢
補中益氣用參芪白术柴升草橘皮酒洗當帰芩栢共勞傷虐

肚腹之疽

五箇大郎交加散

羌活　獨活　前胡　柴胡　茯苓　蒼朮

厚朴　甘草上　川芎上　官桂　白芷　陳皮

赤芍　歸梢下　桔梗　枳殼　半夏　薄荷

交加羌獨二胡苓蒼朴甘芎桂芷陳赤芍歸梢桔枳夏薄荷姜

療敗流經

四附陳丸十九

用香附子去毛一斤作四分一分好酒浸七日一分童便浸七日一分盐水浸七日一分米醋浸七日各焙乾為末醋糊丸如桐子大每服七十丸空心食前盐酒送下肥人依方服瘦人加澤蘭葉赤茯苓各一兩此方原治婦人女子經候不調四附陳丸疑即此也

經來作痛

問經事將來而作痛者何也答曰經水將來小腹先作痛者氣血澁滯也四烏湯主之若經事來後而腹痛者雖曰屬虛寒而當補然氣亦能作痛若一槩補之不愈痛矣須視其受補與否不受補

者四物湯加陳皮香附受補者八物湯十二見別方加香附瀉者先止瀉

四烏湯二十

赤芍、甘草、歸尾、陳皮 烏藥 官桂

桃仁 紅花 香附 川芎 熟地 玄胡索

空心服

四烏湯芍治經赤芍甘草歸陳烏藥桃官紅附川延熟地止疼

錯經妄行不受胎

問經事錯經妄行不不受胎者何也答曰參前而受胎者有之其血熱也醫書云先期爲血熱後期爲血寒審如是則又有參前而

又落後者將寒熱無手大柢婦人受氣則氣不調氣者血之母氣亂則經期亦亂故調經以理氣爲先歸附丸見八四附陳丸見方十九

准信不受胎

問經事准信而不受孕者何也答曰其故有三有因痰閉子宮者有因氣與生冷所致者有因男子陽寒者痰閉子宮者其人必肥白腸不痛用導痰湯加人參半夏丸之類或二陳湯合四物湯治之滚痰丸亦可宜暑服之受氣與食生冷過多而不孕者其腸多痛宜用熱藥調之如咳嗽又不宜服須有斟酌只以四物湯加陳皮香附山查作丸頻服妙如氣食滯者必兼枳實丸歸附丸間服

男子精寒者宜男子服藥與婦人無與或經雖正有子宮寒者是大不然蓋子宮若寒其經水必過期矣豈有准信而謂之寒乎或又謂子宮寒爲産時陰戶着風所致此尤可笑陰戶着風則産後不語豈有能語而可謂之陰戶着風者乎

導痰湯廿

枳實　南星　陳皮　白茯苓　半夏　甘草

生姜　食後服

導痰枳實与南星餘藥還應用二陳痰涎擁盛能消化加減其

閒可寬尋

人參半夏丸 廿二

人參五錢 半夏一錢 茯苓 南星 薄荷佐各 佐藿香二錢半

姜屑 白礬各一錢 黃連 黃柏 蛤粉二兩 寒水石一錢

人參半夏茯南星薄荷藿香寒水均姜屑白礬連柏共糊丸蛤

粉兩相因

二陳湯 廿三

半夏 陳皮 甘草 茯苓 烏梅 生姜七片

二陳湯飲効非輕半夏陳皮草茯苓乙姜同共烏梅煮嘔吐停

痰脹靈

滾痰丸廿四

大黃八兩蒸 黃芩八兩 沉香五錢 青礞石一兩半同焰硝一兩半于砂鍋煅如金色一兩淨

一方加硃砂一兩研為衣 為末麪糊丸如彔豆大食後白湯下

滾痰丸用大黃芩礞石沉香磨末勻麪和丸如彔豆大白湯送下

滯斯行

枳實丸廿五

陳皮焙一兩 白朮焙二兩 半夏去皮臍鵝碎薑汁製乾一兩 黑枳實炒一兩

右為末蒸餅糊丸食前服

陳橘皮芎焙白朮姜製半夏枳實黑礬為末蒸餅糊為丸調氣健脾消痞癖

肥不受胎

問婦人肥而不受胎者何也答曰禀受豐厚恣於酒食經水不調不能成胎謂之軀脂滿溢閉塞子宮宜導痰湯加南星蒼朮去濕燥痰 方見廿一

瘦不受胎

問婦人瘦而不受胎者何也答曰怯弱性急之人經水不調不能

調經

成胎謂之子宮乾澁宜四物湯加香附黄芩柴胡養血養陰涼血降火之劑方見三

血枯經閉

問婦人血枯經閉者何也答曰氣多血少漸勞怯也宜四物湯加生血之劑不可用損傷之藥

問經事成塊而下者何也答曰氣凝也加膠艾醋煮香附丹皮

經事有紫黑色淡紅色

問經事有紫黑色有淡紅者何也答曰紫黑者瘀血也來不准其説有二有血氣相併而成者視其腸痛是也有血熱而成者視其腸不痛是也歸附丸加減服之色淡紅者血虚寒也歸附丸加減

服之方見八

年老經不斷

問婦人年老經宜斷而不斷者何也答曰有氣血有餘者如常經行而無他症是也不須服藥有氣病者有傷者有瘀血者既絕復來而腸與小腹急痛是也並宜四烏湯方見二十用白芍藥若其勢可止用八物湯方見十二加芩連止之大抵此症多因幼時多氣積久而成是即赤淋也重則崩矣虛者十居二三宜大劑八物湯

淋漓不止

問婦人女子經事淋漓不止者何也答曰其故有三一為月戒來而行房致傷胞絡所成宜先服活血藥後理其經小腹痛者歸附

丸不痛者内補湯一為氣疾若小腹痛用四烏湯不痛用八物湯
加黄芩黄連若飲食少進加陳皮山查而芩連少用一為勞傷氣
血衝任虛損宜服丁香膠艾湯腰腹痛者紫金丸小腹急痛者大
溫經湯方見四

内補湯廿六

官桂　川芎　白芍　當歸　香附　黄芩
熟地　甘草　食前服

内補湯芎官桂川芎白芍當歸香附黄芩熟地加甘調治諸淋

丁香膠艾湯 廿七

丁香 阿膠 艾葉 當歸 川芎 芍藥

淮熟地

丁香膠艾四物揔七味能除崩漏淋

紫金丸 廿八

禹餘粮三兩 白芍 當歸 熟地 川芎 龍骨

附子 赤石脂 官桂 乾姜各一兩

禹餘粮佐紫金丸白芍當歸熟地川龍骨附脂俱一兩桂姜減

半酒吞安

月水愆期

問婦人月水愆期虛浮寒戰胸脇腰腹刺痛者何也答曰此衝任衰弱臟腑虛冷故也宜加減吳茱萸湯或大溫經湯方見四

加減吳茱萸湯廿九

吳茱萸　桔梗　甘草　乾姜　半夏　麥門冬去心

防風　桂心　白茯　丹皮　當歸　細辛

加減茱萸桔梗甘乾姜半夏麥冬防桂心白茯丹皮入當歸偏与細辛煎

月水不調

問婦人月水不調寒熱如瘧盜汗咳嗽者何也荅曰此血熱相摶也逍遙散主之見十

肥白經不正

問婦人肥白而經水不正者何也荅曰此痰也去其痰經自正矣二四湯主之見十二

經中血分

問經中血分者何也荅曰先因經水斷絕後致四肢浮腫小便不通血化為水名曰血分用椒仁丸

椒仁丸三十

椒仁　甘遂　五靈脂　郁李仁　吳茱萸　當歸

附子　續隨子　玄胡索　芫花　膽礬　石膏

桃仁甘遂五灵脂郁李茱萸歸附隨胡索芫花胆礬石糊丸米飲腫能除

經中水分

問經中水分者何也答曰先因小便不利後身中面目浮腫經水不通水化為血名曰水分宜葶藶丸

葶藶丸卅一

續隨子　乾笋末　葶藶　棗肉丸白朮湯下

葶藶丸中用續隨笋乾磨末共為奇棗肉丸如桐子大經通活

退服之宜

經行頭痛　一婦人每遇經行輒頭痛飲食減少心神恍惚肌膚不潤宜加減吳茱萸湯見廿九

衝任過期　一婦人衝任虛損小腹有寒月水過期不能受孕者大温經湯方見第四紫金丸主之方見廿八

衝任損墮　一婦人衝任虛寒胎孕不成或損墮者銑銑丸主之

銑銑丸廿二

澤蘭兩半　肉桂　乾姜　地黃　白芍　延胡索

調經

川芎各五錢 石斛 白朮兩半 當歸 牡丹皮各五分

洗洗澤蘭肉桂姜地黄白芍薷芎良石斛朮歸丹共入醋糊丸

来酒下強

婦人有妊脉歌

兩足脉微而帯数兩寸浮大兩関滑或身無熱六部洪此是婦人

胎脉法

男胎女胎脉歌

左手滑大而疾男右手滑大而疾女更添乳核孰先生左男右女

準無比

男胎脉訣

或大或小或沉浮動止明今日不停兩尺連胗三四日男胎脉斷更何求

夜叉脉

脉来亂點如風雨急驟去時又復来此是夜叉人不識即時胗斷勿疑猜

生胎死胎脉訣

脉来沉細腰腹痛胎伏不動冷如氷更添母舌唇青色胎死何須問鬼神

雙胎脉法

双胎脉法問如何兩手俱洪断不訛歌識是男併是女縱橫詳見叔和歌

十月胎形歌

初月胎形似露珠来入宫羅在視户猶如秉燭在風中風驚之時难掩獲

此月受胎一點精華如草上之露珠未有宫羅在視

户之中視户者陰户之寸也未入腹中其形或散或聚如往月信
信報之
婦人常時頭暈惡心不思飲食六脉浮緊是也多有女子害羞
隱諱醫家不識悮作經阻亦有之宜安和胎氣飲若稟氣薄及方
病後受者須用單鼻胎散
安胎和氣飲[illegible]
藿香　砂仁　桔梗　厚朴　甘草　蘇葉
蒼朮　陳皮　香附　茯苓　枳殼各一錢　生姜三片

藿香甘桔朴砂仁蘇叶陳蒼香附苓枳壳生姜食遠服安胎和

氣飲名為

罩胎散 四

砂仁一錢 甘草五分 川芎 白芍 當帰 枳壳各一錢

罩胎散芎砂仁甘草白芍當帰枳壳食前煮服病後受孕無侵

二月胎形北極中桃花初綻若珠紅分枝來入宮羅内氣受陰陽

血脉国　此月胎形似桃花受血近陰在母北極中北極者陰

户八寸也其胎入脐來入衣裡多有人家秘磚抱石一塵傷觸

胎氣虛弱之人不致頭暈目眩惡心嘔吐不思飲食宜用安胎
和氣飲方見卅三
三月胎形似血凝有宮無室味無真母思食味千般愛甜淡酸鹹
並納成　此月胎形漸漸長如黍一顆大一所小形漸歡圓未
入宮羅將至臍事漸漸有裡其形薄薄胞之不固虛弱胎氣不
利惡心嘔吐逆上月中藥用之
四月胎形入宮室在母臍膀內相過免樟熱物諸般忌免敷胎內
受邪魔　此月受胎入宮羅之室衣裡漸入丹田之所食一切

毒物誠恐傷胎如妊娠身體困倦氣急身熱飲食無味貪睡頭暈四肢酸軟宜活胎和氣飲

活胎和氣飲 廿八

小茴香五分　枳殼　甘草五分　陳皮　香附　蒼朮五分

藿叶　砂仁　厚朴　不拘時服

活胎和氣小茴香枳殼甘陳香附良蘇葉砂仁同厚朴再加蒼朮四肢強

五月女男分四肢入宮胎穩始成兒男酸女淡思飡味分定陰

陽可預知　此月胎形男女分定令胎母前行使人從後喚之左回頭是男右回頭是女男思酸女思淡入宮室之内其胎安穩妊娠腹重貪睡飲食不知味肚腹脹悶宜用瘦胎飲

瘦胎飲　卅六

益母草二錢　白芍　當歸各一錢　甘草五分　枳殼　益智仁

砂仁　香附各一錢　水煎空心服

瘦胎多用益母草白芍歸甘枳殼宜益智砂仁香附與腹中脹悶漸安寧

六月胎形在腹遊左手男魂似線抽女魂右手輕揺動却在臍中漸〻浮。

此月胎形男魂降動於左女魂降動於右在母臍中漸〻浮動多有胎母氣弱因前瘦胎飲臨産易養無憂

七月胎形身覺邪男向左手動方知女向右手時〻動艱於行歩母咨嗟

此月胎形男面左脇動女面右脇動此月已定亦有降生成人者恐以胎母行歩艱難也可服知母轉胎飲

知母轉胎飲 廿七

知母 香附 蘇葉各一錢 甘草五分 滑石 黄芩

枳壳　益母草各一錢　空心服

知母轉胎香附蘇甘滑石黄芩枳壳倍加益母行、轉步轉身

八月胎形漸見成髮生毛長定精神母雖思食吞難下困弱憂愁

躭悶行　此月胎形髮毛俱生令母心悶煩燥食美味如食糠

粃母使困弱有傷胎氣脾胃不和宜用和氣平胃散

和氣平胃散

厚朴了　甘草二分　陳皮　白芍各一錢　柴胡七分　猪苓

澤瀉　升麻　內蔻各一錢　地榆五分　蒼朮一錢　空心服

和氣平胃朴甘陳白芍紫猪澤泻升肉蔻地榆蒼朮用妊娠脾
胃自和平
九月胎形重叠山山精闢竅自非凡一夜一升三合血母胎欲產
得双全　此月胎形形精者眼有光鼻有氣耳有聞口有味各
道俱全方生轉身左右脇大動胎母憂悶忽然肚痛先行其水
驟見不降為因胎前悞食熱毒所傷也宜用保生如聖散
保生如聖散　方
益母草二錢　枳殼　當歸各錢　甘草五分　益智仁二　白芍　一錢

砂仁二錢　先將鯉一尾不拘大小破開洗淨煎汁去渣後入
前藥再煎好加醋一盞　空心服
保生如聖益母草枳殼歸甘益智仁白芍砂仁魚破洗煎湯入
藥醋加宜
十月胎形已完足四肢鑄縫骨関開産下即宜加謹慎莫令兒下
客風吹　此月胎形滿足四肢百骨鑄縫俱開方許降生莫放
兒在地久恐賊風冲吹須教穩婆包裹仔細謹慎滿月安逸胎
母多因恣情內傷或患潮熱之症無胎前多吃熱毒之物瘀血

相搏之情所致臨產横逆愴惶（忙）不謹輒用穩婆用力悞死嬰兒

在腹不能施治今具活水無憂散

活水無憂散方

白芍　陳皮各一錢　益母草一錢　川芎　當歸　枳殼

白茯　生地黄　秦艽　蘇叶　肉桂　艾各一錢

急性子一撮　右先將鯉魚一尾不拘大小破開洗淨煎取汁

入前藥再煎好加醋一蛉空心服

活水無憂白芍陳益母弓歸壳茯苓生地秦艽急性子蘇葉肉

桂艾煎蚕

胎前门 四十四問

胎前嘔吐

問胎前嘔吐婦人經候不行二三月之間精神如故但惡聞食臭或嗜一物或大吐或時吐痰與清水者何也答曰此惡阻也不可作寒病治之宜服保生湯如覺嘔吐惡心倍加生姜丁香煎服宜人參橘皮湯煮之若妊娠三四月至九月惡阻心中憤悶四肢沉重怠惰不能動作惡聞食氣歡啖醎酸胎動不安嘔逆不食安胎飲主之紫蘇飲加茯苓半夏枳實草果亦妙此症人自錯認要之

胎前

只是氣上停食〻與痰皆能惡心也故前方紫蘇飲宜服

保生湯四十一

白术　厚朴　陳皮　甘草　丁香上　人參

茯苓　香附　麥門冬　姜上

保生白术朴無陳甘草丁香參茯苓香附麥冬姜共煎加爲減

朴茯丁門

人參橘皮湯四二

人參　橘皮　白术　茯苓　甘艸　厚朴

麦冬　竹茹一撮　姜

人参橘皮术茯苓甘草竹茹厚麦冬姜煮澄清温服下和中養

胃信非輕

安胎飲四三

歸頭　川芎　白芍　熟地　白术　茯苓

甘草　地榆　半夏麯　阿膠下　黄芪　黄芩

艾〻　一方無艾与黄芩有半夏麯

安胎八物去参良榆半膠芪苓与姜加艾減榆芪术半加参計

中風

減半榆強

紫蘇飲 四の

紫蘇五分 陳皮八分 甘草三分 當歸一錢 川芎六分 白芍八分

人參五分 大腹皮一錢 · 葱七姜五 食前服

紫蘇飲橘草歸芎 芍藥人參大腹同 七葱姜五調 心腹子懸之

候即時攻

問胎前中風者何也 答曰胎前中風者絕少 蓋氣血調和方能受

胎萬一有之 只是見暈屬氣與痰 目昏黑厥者是也 此病不死 宜

服紫蘇飲切不輕可用烏藥順氣散及蘇合香丸等藥叔和歌曰
風惡危要君知眼合肝亏手撒脾心絶口開肝臭鼻鼾腎家將絶定
遺尿

發搐

問胎前發搐忽然不省人事角弓反張狀似中風何以治之答曰
此子癎也宜砂仁湯胎前無故忽然昏眩跌倒在地或者不識悮
以中風斷之非見暈也名曰子懸須以理氣無痰治之紫蘇飲加
砂仁貝母茯苓效若臨月昏眩只是紫飲安胎為要

霍亂嘔瀉

問胎前霍亂吐瀉者何也答曰飲食過度觸胃風寒使陰陽不和

致清濁相干腸胃虛者受之故有此症甚至傷胎宜平胃散加姜鹽霍香正氣散

平胃散 四五

蒼术炒三錢 厚朴二錢姜製 甘草炙一錢 橘紅二錢 姜棗各三 食前服

平胃米泔浸蒼术厚朴姜製甘草炙陳皮姜三棗二枚健脾調胃有神力

藿香正氣散 四六

霍香 厚朴 陳皮 白芷 甘草 桔梗

半夏　茯苓　桂枝　大腹皮　白朮、姜枣
霍香正氣朴無陳白芷甘蘇半茯苓桂枝腹皮姜朮枣腸鳴霍
乱症時宜

表症

問胎前染患表症者何也答曰傷寒者但服濃煎葱豉湯或加醋出汗則愈不可輕与發表藥有胎者若服發表藥不惟墮胎母命亦殂慎之慎之胎前瘟疫与傷寒同葱豉湯可解氣邪又能安胎也中寒治法与傷寒仝若吐而不瀉當知受傷邪致輕則木香酒或無砂仁湯若瀉而不吐不可服五苓但可胃服苓湯方見十四加

木香而已若吐瀉無者輕則養胃湯方見十三加木香消食之劑叔和傷寒歌云傷寒頭痛連百節氣急沖心溺如血身生赤黑斑點時壯熱不止致胎滅嘔吐不止心煩熱腰背俱強臍痛裂六七日來腹中凝小便不通大便結潔古云胎前傷寒須問大小便利否若利則不損胎傷風痰多咳嗽者旋覆花湯加參連或二陳湯方見廿三加薄荷山查黃栢白朮無瀉者養胃湯去人參或胃湯加減苓俣脾胃實後治嗽可也參蘇飲亦可服總不如濃煎葱頭湯為上蓋風藥皆能墮胎服之反為不美故嗽喘胎寒身熱者惟多用帶鬚

葱濃煎服之，大能安胎散風，胎又不墮。若胎不安，煎砂仁湯服。若汗多，則服參蘇飲。乾嗽，青紫蘇飲去邪鬼歸加茯苓（見十四）。嗽血，上清丸或二陳湯加黃柏、知母、山查、白朮。胎前偏正頭風痛，川芎茶調散主之。胎前瘧疾，唯養胃湯（方見十三）。

旋覆花湯（四七）

旋覆花（上）　半夏（中）　茯苓（中）　前胡　赤芍（中）　桔梗（上）

甘草（下）　五味子　杏仁　荊芥（上）　生姜（五片）

旋覆花芍半茯苓，前胡赤芍桔甘均，五味杏仁同荊芥，喘嗽達

、之効若神

参蘓飲 四八

人参 蘓梗 乾葛 陳皮 甘草 半夏

茯苓 桔梗 前胡 枳壳 木香 姜枣

参蘓快膈可寛中乾葛陳甘半茯同桔梗前胡均枳壳木香姜

枣煮多功

上清丸 四九

薄荷三钱 桔梗 甘草各一钱 防風 川芎 砂仁各五分

上焦熱芎喉不清桔梗薄荷甘草生防加亏及砂仁末姜汁丸
彈子形 不時噙化

川亏茶調散 五十
川亏上 白芷 荊芥 薄荷 甘草 羌活 香附
防風 煎好入細茶一撮
川亏茶調香白芷荊芥薄荷甘作主羌活防風香附均偏正頭
風俱得止

傷食

問胎前傷食者何以治之答曰須以安胎藥起劑紫蘇飲加山查

神麯砂仁可療吐瀉者養胃湯

跌蹼

問胎前跌蹼或負重內傷欲服活血藥則恐妨胎不服活血藥則傷不能去將何治之答曰當辯其胎生死腹發寒舌青者子死也以桂香散下之如無明驗以佛手散探之胎不動者立便逐下胎好者其痛即止然痛止後尤當視其傷之輕重而用藥輕者童便酒若非活血則病何由而去但用藥須緩緩耳紫蘇飲加童便砂仁妙重者只治其傷勿顧其胎血行胎去母命全矣或只服紫蘇飲加枳殼童便及砂仁三錢亦可

桂香散 五一

射香五分 官桂三錢 酒調服

射香官桂細研勻 酒便沸湯調末吞 难產死胎從爾順 何必憂愁過慮深

佛手散 五二

川芎二兩 · 當歸三兩 ·

佛手探胎妙若神 芎歸二味共爲因 歡要行胎冲便腰 猶如風送片帆輕

問胎前氣喘者何也 答曰乃胎不安或胃氣也帶根葱白二十一根濃煎湯服雖不藥亦服愈蓋葱能通百竅可以發散又可以安胎故也若傷氣而喘者紫蘇飲入童便加砂仁舍此無他治法若胎氣不和湊上腹脹滿喘急疼痛此子懸也紫蘇飲主之此藥有安胎墮死之功

問胎前發餩者何也 答曰此氣逆也紫蘇飲加萊子亦有胎死腹中冷氣歸上而作者下其胎而餩自定

問胎前驚故悲哭不止如有邪祟者何也 答曰此名臟燥悲傷非

用大棗湯不愈

大棗湯 上三

大棗　甘草　小麥　姜

大棗用四枚甘草須一兩小麥止三合三片老生姜

諸痛

胎前

問胎前諸痛何以治之荅曰胃口痛者禁用指迷但用養胃湯腸腹痛有膀氣者名曰漏胎至産則愈紫蘇飲或陳皮砂仁湯有孕癰者何辨以之服安胎飲不効服消食理氣之劑亦不効但腹近下處腫脹浮薄發光者乃腹癰也因孕婦患之故謂之孕癰宜服十

補托裡散狀藥皆補又不礙胎故可服其次則千金托裡散亦可

叔和歌曰心腹急痛面目青冷汗氣絕命必傾血下不止胎冲上

心腹冷悶定傷身

千金托裡散五四

歸頭　黃芪　忍冬花　厚朴　川芎　白芷

桔梗　官桂　人參　甘草　防風　水酒煎

千金托裡散歸芪厚朴川芎白芷奇桔梗桂心參共草防風酒送

忍冬醫

一私識凡治癰腫不問初發潰膿皆托裡散加減主之其復發初發者亦用官桂餘則略而不用若潰膿後渴口加五味子麦冬嘈雜加半夏虛汗加白芍五味皆用姜煎

臍下冷痛腹脹虛痛小便頻數大便虛滑此皆飲食生冷不時之物故也宜安胎和氣飲方見三十三 心腹痛者須視其脉々若可安紫蘇飲見四十四安之則用活血行氣藥其內傷之甚者下之亦有生孕處者切宜仔細若血結不下腹中絞痛不止食居散若血氣瘀痛宿食痃癖葱白散主之一切血痛內灸散白术煎腰痛甚者腎虛之

極也其胎不墮宜急服安胎飲見四十三以固其胎腹不冷加黃芩或紫蘇飲加黃柏或四物湯第三方見加黃柏若胎不時轉動腹腰疼痛安胎飲主之

葱白散五六

人參　茯苓　熟地　麦芽　神麯　小茴香

蓬朮　青皮　肉桂　三稜　芍藥　枳殼

川芎　當歸　楝實　木香

葱白參茯熟地姜麦芽神曲小茴香蓬青肉桂無稜芍枳殼芎

婦揀木畬

白朮煎 五六

白朮 紫蘇 人參 白芷 川芎 訶子

甘草 青皮 生姜

妊娠傷氣飡白芷蘇參朮芎訶姜草青一服如霧什

腸痛者其說有三哭泣一也內傷二也惱怒三也有胎不宜傷藥服則墮胎只宜服童便酒或紫蘇飲用白芍歸頭加砂仁童便去人參雖曰傷重者不得顧胎且須固胎為要腸痛非蒼芥子不能

達柴胡枳壳亦可背痛者參蘇飲方見四十八

眼暈頭旋

問妊娠感冒爲風寒客於皮膚渾身壯熱眼暈頭旋者何也答曰此因洗頭或當風取涼致頭昏目痛增寒壯熱宜芎藭散

芎藭散 毛

川芎　紫蘇　乾葛　陳皮　柴胡　半夏

茯苓　枳壳　桔梗　甘草　生姜

芎藭散芎葛陳柴胡半夏茯苓枳壳桔甘姜煎除身壯熱風行

忽然耳聾 方

問胎前耳忽聾目忽見者何也答曰暴怒所致不動火也用砂仁

仁黄連黄栢知母氣血不足者只是安胎飲用生地為君或十全
大補湯目赤腫痛者四物湯用生地黄連黄栢知母亦可減黄栢
知母只用生地黄連孕婦遍身拘急不自在而痛夜不能卧眼黑
花者胎氣使然服紫蘇飲自愈

十全大補湯廿八

黄芪　官桂　人參　白术　茯苓　甘草

當歸　川芎　白芍　熟地　姜棗　空心服

十全大補治諸虚寒炙黄芪官桂皮四物湯芎四君子生姜棗

服方

一予用之宜

鼻衄

問胎前鼻衄者何也荅曰氣血調和則循環表裡經絡流則不散勞傷損動因而生熱氣逆流於鼻則成衄也妊娠患此多致傷胎宜安胎藥中加阿膠之劑紫蘇飲加黃芩妙品有產後見鼻衄者不可治

不語

問胎前不語者何也荅曰聲出於肺不語者多為痰氣閉於心竅故也以安胎飲内加痰藥亦有啞胎幾月不語者不須服藥俟生子則能言矣盖胞絡貫腎繫舌本絡絶故不能言經曰九月而啞

當十月復譫語者四物湯用芍藥歸頭去熟地合二陳湯加山查薄荷姜汁灌之舌青者子死腹中也用射香五分 官桂三錢 好酒下之雙胎一死一生腹中者亦用前方妙毋悉熱病臟腑熱極薰蒸其胎以致児死々々着冷不能自出但服黑神散之類熳其胎胎即自出有胎口舌生瘡咽喉腫痛者切不可用防風通聖散口乾煩燥不得眠臥状子煩也紫蘇飲主之

黑神散 五九

當歸 芍藥 官桂去皮 乾姜炮 二 黑豆炒

胎前

蒲黃　甘草　地黃各四両　一方有藕木香附

黑神歸芎桂干姜黑豆蒲黃草地黃童便酒煎攻血暈胞衣不下服之良

咳嗽

問胎前咳嗽者何也答曰五臟六腑俱受氣於肺咳嗽者感於寒也秋則肺受之冬則腎受之春則肝受之夏則心受之其諸臟不已則傷胎也宜用人參清肺湯如嗽有痰旋覆花湯方見四十七　若嗽嗽吐血者諸血皆可治惟面赤及聲啞者不治

人參清肺湯

人参　地骨皮　陳皮　甘草　阿膠　杏仁

桑白皮　柴胡　白术　烏梅　草果　知母

人参清肺胎前嗽地骨陳甘膠杏仁柴胡白术桑皮果知母烏梅除嗽根

乳汁先下後見不育

問胎前乳症未產乳汁先下者何也答曰此名乳泣子多不育不

不服藥

腹中兒啼

胎前

問胎前兒在腹中啼哭者何也答曰胞胎爲兒所含時時吮血因母從高取物失脱胞胎故啼哭耳宜令母曲腰向下二時許使兒

浮腫

仍舊會定即止又法將鼠穴中泥與孕婦口噙之一飯許亦可但勿咽下

問胎前浮腫腹大者何也答曰腫脹之症有二有水氣有胎氣胎前水腫者少只是胎氣乃氣病也紫蘇飲主之方見四十四又謂之子腫胎前腹脹小水不利者乃胎水症也紫蘇飲加澤瀉木通白朮治之若三焦無痛者加山梔黃芩利小便退腫甚捷水腫歌曰水腫傷肝唇定黑缺盆平也不傷心背平傷肺脚膝寒足底平時腎病深若孕婦遍身脫皮者因發浮腫服藥浮退而皮脫也不須服

藥自然魚事身半已上腫宜發汗身半已下腫宜利小便若上下俱腫者汗利分消其濕利小便用鯉魚湯

鯉魚湯六一

白茯苓　白芍　當歸　白朮

先將鯉魚一尾不拘大小破開洗淨同陳皮五錢姜三片水二鍾煮汁去渣和前藥煎食前服

鯉魚湯芍茯苓白芍姜朮歸陳胎前四肢浮腫煎數飲即除根

經血妄行

胎前

問胎前經血妄行者何也答曰其說有二有月經來者血雖不多

每月一至名曰漏胎此乃血有餘也不須服藥安胎飲見四十三或紫蘇飲見四十加條芩白朮阿膠砂仁妙有妊娠或形胎氣未實或因房事所觸勞力過度傷動胞胎或食毒物致令子宮虛滑經血淋漓不止宜服奪命丹胎未損者服之可安已損者服之可下若不速治敗血湊心子母难保日漸胎乾不久危亡急用桑寄生湯亦可漏胎歌曰血下如同月水來漏極胎乾主殺胎亦損妊母須憂慮急還神丹救得回

安胎之法有二因母病以動胎者但治母病而胎自安因胎本不堅固而致母病治胎而母病自瘥

奪命丹 六二

牡丹皮一兩 附子炮 乾漆一兩炒烟尽 右爲末先以大黄熬膏和前藥爲丸如桐子大白滚湯不拘時服

奪命丹皮附子漆大黄熬膏丸飯吃

桑寄生湯 六五

桑寄生 茯神 川芎 阿膠 續斷 炙甘草

當歸 人参 白术 香附 姜五片

寄生湯芎茯神芎膠續斷歸參白术炙甘香附血經何愁妄行

小便不利

問妊娠小便不利者何也荅曰因調攝失宜臟腑氣虚而復酒食過度不節傷其氣益致水臟閉澁頻數者謂之子淋内補湯方見廿六遺尿者漏胎也立則尿下蹲則否者轉胎也服五苓散即愈小便閉者加赤茯苓木通之類亦有傷者血鬱不去致令水梗痛服童便酒木香酒亦可但過後即發不若紫蘇飲 加木通略加山梔童便煎服之爲愈也若非内傷發熱加黄芩若胎前大小便俱閉者四物湯 用生地加黄芩枳殻木通赤茯苓

五苓散六四

澤瀉二兩五錢 猪苓一兩五錢 赤茯苓一兩五錢 肉桂一兩 白朮一兩五錢 生用

散名號五苓分利陽與陰澤瀉猪苓桂朮茯姜和句

大便燥結

問胎前大小便燥急者何也答曰由臟腑氣实生於熱而熱者随停之處即成病也若熱結於大腸則大便不通宜服八正散

八正散六五

木通上 瞿麥下 大黄 車前子 滑石 山梔

甘草下 萹蓄上 燈心二十莖

八正散芳河水煎木通瞿麥大黄黛連前滑石梔甘草萹蓄燈心

大便閉結
泄瀉
痢疾

心服便安
問胎前大便有閉結者有瀉者有痢者何也答曰大便閉結者四物湯方三加枳殼瀉者當分而治總忌理中湯與五箇因有乾姜官桂故也食瀉者宜養胃湯十二或胃苓湯十四加消食之劑吐酸胸腹飽悶惡食痛而瀉瀉而不痛是也傷生冷而瀉者僅可服養胃湯或胃苓湯加木香腹畏寒而痛是也火瀉者宜服大黃一味或香薷飲夏月暴注下迫是也暑瀉者胃苓湯加香薷氣虛瀉者宜服補中益氣湯十七腹中鳴而不痛完穀不化是也胎前血瀉

胃苓湯加砂仁木香黄連或紫蘇飲十四加澤瀉神麴砂仁尤妙
飲食少進胃口飽者痰而嘔逆者忌用黄連加茯苓半夏按香連
朮苓湯胎前泄瀉之聖藥也胎前暑大便下血用本方加好墨汁極
効痢者切不可用芎藥湯等藥胃苓湯加白朮山查治之愈此藥
多服数劑雖有食積亦自消矣妊娠心中急滿腹中絞痛下痢當
歸芎藥湯主之此藥常服通暢血脉不生瘡痘明目益精胎前痢
疾不拘赤白養胃湯主之始終惟一味藥而已胃苓湯亦可若傷
生冷白色痢者香連朮苓散亦妙白多者香多紅多者連多紅痢

者紫蘇飲加神麴茯苓白朮澤瀉妙身無熱者加木香妙藥治紅
痢白瀉俱妙蓋妊娠以固胎為妙本方奏功雖遲却當穩紅痢不
用四物藥為君若裡急後重者不拘赤白非枳榔不除蓋痢通腸而
發瀉自止胎前痢疾產後多死蓋因痢下胎也胎前患痢脈小則
生洪大則死

香薷飲六六

香薷　藊荳　厚朴

香薷飲兮藊荳厚朴姜製為良夏暑濃煎一服暴注頓止身強

香連朮苓散 六七

香薷　黄連　白朮　茯苓　甘草　陳皮

厚朴　蒼朮　澤瀉　猪苓　桂皮　姜棗

香連朮茯散堪嘗，甘草陳皮厚朴蒼，澤瀉猪苓姜棗共，桂皮加入是奇方。

當歸芍藥湯 六八

當歸　芍藥　白茯苓　川芎　黄連　澤瀉

木香　白朮

當歸白芍胎前痢醫家仔細施調治白茯芎連澤瀉兼除痛木

香得以濟

驚悸

手足麻木

問胎前手足麻木者何也答曰血少所致宜養血安胎用八物湯十三

問妊娠心神怔悸睡裡多驚兩脇膨脹腹滿連臍急痛坐臥不寧

氣急逼迫何也答曰此胎驚也當用大聖散

大聖散 之九

木香　川芎　當歸　白茯　甘草　人參

黃芪　麥冬　姜五片　煎八分空心服

胎前腹痛即見惡露否則不見

腹内血塊

心腹痛

大聖散芎木香當帰白茯甘姜參芪麦冬煎服胎前安逸如常

問胎前腹疼即見惡露不驟不見者何也答曰此胎動不安也用

安胎飲加砂仁 十二方見の

問胎前腹内血塊如盤有孕難服峻藥何以治之答曰此塊切不

動待可産後安妥議治

問妊娠心腹痛者何也答曰觸冒風寒内臟虛而致發動也邪正

相搏而并於氣隨氣上下上沖於心則心痛下攻於腹則腹疼不

致動胎甚則傷墮也用砂仁五錢研為末白滾湯下

辯胎

問有胎無胎男女胎者何以辨之答曰有胎六脉大而洪身不熱是也又左手大爲男右手大爲女如六脉不洪不匀非胎也

鬼胎

問腹中鬼胎者何能預斷之答曰視其脉沉細腹痛腹中雖有形而不動一如袍甕之狀宜用補氣活血之劑又曰視其脉若乍大乍小乍有乍無浮沉不一者是也

受胎不育

問妊娠受胎雖多而不育者何也答曰父少母弱稟氣不足或父精寒母血又衰所致也未有胎時男服虎潛丸方見第一女服地黄丸爲妙方見第二

小産

半産

問妊婦月数不足即分娩者何也答曰因氣血衰弱精氣攻冲侵損榮衛有妨乎胎或從高墮傷名曰小産十月滿足爲大産不足月爲小産若頭胎三個月半産至第二第三胎不復墮積久滑胎不可復安須服安胎飲十三見○至十月方住可保安寧稍緩不成虚勞难治若頭胎曾大産一次則無此患矣

問半産血行不止者何也答曰半産重於大産驗其悪露無氣息者即當以人參黄芪湯補之或聖愈湯亦可

人參黄芪湯七十

胎前

人参　黄芪　阿膠　地榆　白术　白芍

當帰　艾葉

湯號人参黄芪膠榆芍术當帰艾葉同煎飲下半産淋漓可除

聖愈湯七一

香附　元参（元即玄字）　白芍　黄芪　川芎　當帰

生地　熟地　食前服

聖愈湯香附元参白芍芪芎帰生熟地血多可即除

欲產不產

問妊娠欲産不産者何也答曰此氣逆也　當順其氣自然安妥宜

用来甦散或葵子散或催生急救丹或達生散常時服之

来甦散七二

木香　陳皮去白　神曲　黄芪　姜炒黑　麥芽

阿膠各一錢　糯米一合　苧根三錢　炙甘草二錢　煎灌知人事止服

来生散用木香陳神曲黄芪姜炒宜白芍麦芽膠糯米苧根同

共炙甘草

葵子散七二

秋黄葵子炒存性爲末二錢加血餘灰少許沸湯送下

胎前

黄芩治産难每服末二錢加髮灰少许催生神効全

催生急救丹 七〇

當帰、川芎、龟板灰各二錢 髮灰一錢

催生急救當帰川芎龟髮同灰难産煎湯送下胎胞駟馬如追

達生散 七五 達字音脱宫

大腹皮製姜 白朮 白芍炒 香附各錢 甘草炙五分 當帰

紫蘇各一錢 人参五分 陳皮

此方春加川芎防風夏加黄芩或黄連五味秋加澤瀉冬加縮

砂殼木通枳殼砂仁八九月服之水二鍾葱五枚砂仁一錢煎服

血虛加當歸地黃二錢熱加炒黃芩一錢渴加麥門冬腹痛加

木香二錢

達生散芍大腹皮白朮芎附草當歸蘇梗參全陳皮煮散沉扶

正氣爲奇

臨產下血

問婦人妊娠臨產臨月胞水不破而下血者何也答曰此是傷胎

非產也八物湯十二與安胎飲十三療之若胞水已破此是欲產

紫蘇飲十四 生其氣血滑胎飲一藥須胞水破痛陣急十月滿足

者方可服若胞水破腰腹痛雖未滿十月亦宜服之恐其產也若胞水未破腹痛未甚雖滿十月恐未坐草只服安胎飲胞水破兒即墮地謂之鋪蓐生此產最快若胞水下而兒不下謂之試水狀產極遲有隔一日二日產者正有服安胎飲而水止痛定安好如故至五六日後方產者切不可因其水下而就用穩婆動手反令產婦用力反致不救胎累日不下只因胎前服熱毒過多不知調養所致宜服養血氣藥佛手散見五十二是也紫蘇飲亦是生氣血与養胞水之劑故服之効难產之藥只此二方有驗而已臨蓐先放

紅水致見乾閣如船無水艱澁者亦服紫蘇飲蓋婦人之血日夜生生不絶不比男子若非生生不絶則經水一月一至許多血從何来耶臨産肚腹疼痛切不可令穩婆摩揣探候胞水已破腰痛已極尤當忍之令人扶携而行則生育自然理順若横倒逆下之患乃先動手故也蓋臍帶繫於命門見將産兩手洒還使帶脱落然後得出安有不痛之理臨産者當忍痛以待之諺云瓜熟蒂落

極善譬喻

滑胎飲

即紫蘇飲 去人參易白芍爲赤芍歸用尾並好加乳爲童便

蘇葉一錢　歸稍一錢二分　赤芍八分　陳皮二錢　甘草五分　乳香二錢
川芎六分　大腹皮二錢　煎好調入乳香臨服加童便一杯

滑胎蘇葉與歸稍，赤芍陳皮甘草高。大腹乳香芎共八，臨吞童便服之良。

盤腸生

問盤腸生下者何也？答曰：臨產則腸先出，然後生子，生子後若腸不收，用新汲水入醋少許，三噀其面，當自收縮而上。然須腸下時以溫湯洒濕米篩盛之，若染塵垢及着乾物，即不肯上，且粘住斷絕矣。故將產之家，溫湯、濕篩之類，宜預備之。

横生

問横産者何也答曰兒子生下先露其手先露其臂此緣未當用力産母逼逐致兒身横而不能生下不幸而有此候當令産母仰臥俾看生之婦先推兒身直上漸漸進手以中指其肩抵推上去候其身轉門路催生散宜煎服一盞方可用力扶兒生下此名横産凡看生之婦非精妙手段不可依此法恐恣其愚以傷人命

催生丹七七

臘月兎腦去膜研如泥　母丁香一錢　通明乳香一錢　射香一匙

先各研細以兎腦丸如雞豆肉大陰乾用　臨期若難産以温湯

送下三丸未下再服

催生丹用母丁香通明乳射最爲良兎腦去膜研似醬天醫日

合是奇方

倒產

問倒產者何也答曰因母胎氣不足用力太蚤致兒不能順向生

理生下先露其足當令產母仰臥使看生之婦推其足入產母亦

不可驚恐凡看生之婦亦要高妙手段方可依此法

偏產

問偏產者何也答曰因兒子回轉其身未順生路未正却被產母

用力致令兒頭偏住雖近門戶而不能生下當令產母仰臥俾看

生之婦輕輕推而近上以手正其頭向於人門然後使產母用力即時生下此名偏產亦要精妙手段可依此法一云手足先出用針刺兒手足八二分若兒不上以塩擦之俗名討塩生凡难產或不順理用草蔴子十四粒硃砂雄黃各五分蛇蛻一尺燒灰麝香一七為末將漿水和作一丸用椒湯淋洗產婦肚臍次置藥在內內用紙數重蓋覆以潤帛縛之胎下即去藥按紫蘇飲一藥治臨能產驚恐氣結累日不下凡难產宜童便磨服神仙聚寶丹產婦將產三四日前口鼻舌青兒已死矣面色亦青母命难存催生如聖散

及產难諸方皆隨時酌量用之难產生死歌云欲產之婦脉離經沉細而滑也同名夜半覺痛明分誕来日午時定知生身重體熱寒又頻舌下之脉黑復青反舌上冷子當死腹中須遣毋归冥面赤舌青細尋看毋活子死救难應唇口俱青沫又出子毋皆死緫高擀面青舌紅沫出頻毋死子活定知真不信若能看應驗乃知賢哲不虛陳

神仙聚寶丹 七八

没藥 琥珀 木香煨乾取末 當歸洗焙取末 辰砂各一兩

射香　滴乳香 俱另研 各一錢　右爲末滴水爲丸每一兩作分十
五丸溫酒磨下如一切难產及產後敗血攻心惡露入室皆治
神仙聚寶射辰砂琥珀當歸与木香滴乳細研同没藥產难服
此効如神
催生如聖散 又丸
用秋葵子爲細末每服二錢熱酒調下熱湯亦可有黄蜀葵丸
妙
催生如聖黄葵子二錢細末酒調服

凍產

問凍產者何也荅曰因三冬之月天氣閉寒血凝而不散以致兒不能生下宜滿室着火以鑪烘之以綿被裹之貴養其血得熱則散令兒易生此名凍產春秋之間少有陰寒可就產室中以炭火煖之

臨產胎死腹中

問臨產時胎死腹中者何也荅曰產母內熱旬經臟腑熏蒸其胎又無食熱毒之物或交合之所傷所以子死腹中也用活水無憂散

活水無憂散六十

益母草 秦艽 急性子 當歸 川芎 生地
枳殼 紫蘇葉 白茯苓 陳皮 艾葉
先將鯉魚一尾不拘大小破開洗淨煎汁去查入前藥再煎好
臨服加醋一蛤
活水無憂白芍陳益母芎歸殼茯苓生地蘇艽急性子鯉魚桂
艾醋吞煎

胎衣不下

問胎衣不下者何也答曰兒既生下被敗血入衣中相粘凝聚停滯不能墮地也宜破血紅花散

破血紅花散 八一

紅花 肉桂 葳灵仙 當帰尾 枳殼 甘草

赤芍藥 生姜

破血紅花散葳赤芍帰稍枳殼甘姜桂濃煎敗血調

胎不動

一胎不動胎冷如氷即非好胎若以不動言之好胎亦有伏而不動者何可以此而遂断其爲死胎也宜服順氣活血藥

一男子負陽背陰女子負陰背陽在腹亦然男子朝面背後雙手仰捧母心女子仰在心下背首居上足在下臨盆時倒轉順出若

産母側卧致見倒運不轉即有横生逆産之患故坐草不可不早須再三扶腋運動方免前碍或有不知此理徒委罪於氣血不足之故誤矣然亦有卧而産者必母身仰卧平正産門虛而不碍也卧而能産氣血潤充者能之不坐不卧無故頓住而遲难者方可委罪於氣血

妊娠五忌

一勿睡於熱炕及南方火櫃

一勿飲燒酒

一勿食煎炒之炙煿之物

一勿多飲黄酒以及葱韮蒜胡椒一槩辛辣等物呉茱萸

一勿於星月之下仰卧及當風洗浴坐卧戒之慎之

産後門四十九問

調護産婦之法産婦子已在蓐初不可使之即卧扶坐片時可也盖初産氣血未定遽然卧下恐惡血乘虚上升慎之慎之初産飲酒乃第一禁忌但服童便此最上乘之法門盖童便人身之乃元氣血所成名為還元丹且火降而有以人補人之義他藥苦寒雖

主降下却凝滯敗血且産後不可服寒凉藥以其伐生氣也初時忌服佛手散以其能發汗發瀉也産婦飲食难化者有二薑沙餅白煮鷄鴨蛋黄及麩筋等物並宜戒之

脈法

新産脉歌新産之脉緩滑吉实大弦急死来侵若得重沉小者治忽若堅洪命不存寸口澁疾不調死沉細附骨不絶生審看此候分明記長須念此向心經

陰魋脫下 瘃或用㿉

問産後陰魋（瘃）脫下者何治答曰因血（氣）兩虚不能升斂故也用救脫湯（方見廿二）加升麻人參當歸麥冬白术再加糯米一撮

玉門不閉

問產後玉門不閉者何治答曰此亦氣血不足也用補中益氣湯方見十九加升麻或用八物湯加升麻 一說此二症用石灰一升炒燒令極熱先以防風荊芥煎湯滾沸取石灰置淨桶中連將沸湯傾下令產婦坐桶上使氣熏入陰戶待湯溫和盡浸其中三兩次平復如故若尿血四物湯方見第三加涼藥若小便不通四物湯去地黃加赤茯苓木通之類

血暈

問產後血暈不省人事者何治答曰氣血暴虛未得安靜血隨氣上迷亂心神故眼前生花甚者令人悶絕不知人事速將產婦扶

起令勿眠睡速用韭葉一握切碎以有嘴磁罐盛之將米醋煎數沸傾入用紙密封罐口以罐嘴向產婦鼻孔令醋氣透入腦門即甦若一時無處覓有嘴磁罐即以無嘴者以紙封固罐口上鑽一眼以眼向產婦鼻孔有產後血暈不省人事口噤神氣昏冷醫者不識呼為暗風若作暗風治之命必难愈須与清魂散琥珀丸即愈若產後惡露未盡忽跌悶不語不省人事須審問之若先因氣而下胎者以二四方見十二加桃仁紅花山查姜汁治之立効

清魂散 八二一

澤蘭葉　人參　荊芥　川芎　一方有甘草空心服

清䰟散芎澤蘭人參荊芥草甘煎末灌下即甦或研末服四錢

琥珀丸八三

琥珀。　川烏　母赤石脂　當歸　沉香　檀香

丁香　木香　乳香　延胡索　天麻　五灵脂

射香　辰砂各二錢　丸龍眼大辰砂為衣姜湯下

琥珀川烏赤石歸沉檀丁木乳香宜胡索天麻牽蝎五二錢辰

麝五錢餘

惡露不行

問產後惡露不行小腹刺痛者何治答曰此瘀血所積也用玄胡索散金屑散甚至發寒熱者四烏湯方見七十若惡露不行腹痛兼肩風勞碌寒熱者三元散若一切血痛宜內灸散白术煎見五十八小產後惡露未淨半身肉戰半身汗出以四二加桃仁紅花山查姜汁治之

玄胡索散 八四

玄胡索 川芎 當歸 肉桂 桃仁 熟地

枳壳 香附 木香 砂仁 姜三片

血氣攻心腹痛难，玄胡索散便能寬，芎歸肉桂桃仁枳，殼附縮砂姜共良。

三元散 八五

黄芩　紫胡　甘草　人參　半夏　川芎

當歸　赤芍　熟地

三元甘草芍歸參，芎熟紫胡半夏芩，姜棗煎吞惡露盡，頭疼腹痛自安寧。

私識：此方雖家傳不甚効，再施於傷寒墮胎肚疼而熱不解者

却是有功再加枳殼桔梗亦得

耳目口鼻諸症

問産後耳目口鼻諸症耳忽聾目忽不見者何治答曰氣血虚也十全大補湯見五十八目赤腫痛四物湯見方第三加生地黄連産後鼻衄用紫蘇飲見四十四入童便血餘灰産後口鼻黑氣起而衄者難治初産口中血暴溢出若氣血沖心延胡索散見八十四主之若産已久惡露已淨而吐血嗽血者治法與平人等

不語

産後

問産後不語者何治答曰心有七孔三毛産後虚弱多致停積敗血閉於心竅神思不明又心通於舌心氣閉塞則舌亦强矣勿恐

勿疑，但服八珍散一月自愈。産後着風不語者，小續命湯主之，或加姜汁尤妙。産後不語，亦有痰閉其心竅者，二四方見十二，加姜汁、竹瀝甚穩而効。

八珍散八六

人參一兩　甘草炙五錢　當歸一兩　辰砂五錢　石菖蒲　川芎　防風五錢　細辛一錢

八珍防風與細辛，人參炙草共歸辰，麝末石菖芎共入，薄荷湯下血迷心。

小續命湯八九

麻黄　杏仁　川芎　黄芩　甘草　芍藥

人參　防風　防己各一兩　香附五錢　官桂一兩

續命麻黄与杏仁芎芩甘草芍人參防風防己兼香附姜棗同

煎与桂心

問：産後忽然狂言妄語見鬼神者何治？答曰：産後血氣虛弱，臟腑無氣，所以致此。醫者不識，悞作風暈治之，則謬矣。不須審其去血多少，産婦雖不能言，而旁人可問。去血少者，血停也，用行血藥龍齒清魂散延胡索散之類或四物湯用赤芍歸尾合二陳湯加山查薄荷桃仁姜汁灌之紅花不可多用恐發飽也其去血多者爲着風爲痰蓋心爲血主去血多則心神失血無所養心經隨虚痰即從而客之治法雖以大補氣血爲主然須審其十分虚極則可要之不可大峻不先用養血活血藥兼痰而治但禁用破血行血藥耳斷不可以血迷心竅治之亦不可單用痰藥与單用血藥也只宜二四十方况去地黄略加山查姜汁大抵産婦不能自言旁人多有言而不眞者虚實疑似之間脉与症俱难断者以是施治

縱有去未盡之血亦無大害若出汗者養榮湯麥煎散隨時酌用

但去參可也

龍齒清魂散 八八

龍齒不煎，成藥調入 遠志 蘇木 官桂一名莫艮

香附 人參 歸稍 茯苓 細辛 薄荷

甘草 麥冬 延胡索 姜棗金銀首飾各一件同煎

龍齒清魂金與銀遠蔾桂附及歸參茯門辛薄延甘草姜棗煎

成術似神

養榮湯　八九

人參　黄芪　五味子　白朮　甘草　當歸

白芍　熟地黄　遠志　陳皮　官桂　茯苓

養荣人參芪五味八物除芎添遠志陳皮官桂棗姜煎五勞七傷皆可治

麥煎散　九十

浮小麦　黄芪　軟紫胡　白朮　麻黄根　地骨皮

茯苓　牡蠣粉　甘草　白芍藥

麥煎散芎黃芪朮地骨麻黃根共八白芍柴甘苓蠣粉嗽加五味煎爲湯

乾咳嗽

問產後乾嗽咳者何治答曰惡露未淨二四方見十二加活血藥淨者知母茯苓湯或八物湯方見十二加黃栢知母或雞蘇飲或知母貝母茯苓陳皮甘草桔梗五味子桑白皮麥門冬生姜此則有小兒吃乳易治無小兒恐成勞怯之症若内熱不寒有汗而乾咳嗽者宜服二陳湯方見廿三去半夏用貝母加麥门冬南五味子黃芩知母桔梗桑皮若汗加地骨皮暑用生地產後咳嗽不可服旋覆花湯蓋此

乃散表藥也非染風寒重者不可發表宜服五箇方十八見加前胡乾葛去白芷加紫蘇若旋覆花湯惟頭痛寒熱痰多咳嗽者用若產後咳嗽見血胸脇痛乃嗽傷也知母茯苓湯加紅花當歸

知母茯苓湯九一

知母　茯苓　五味子　川芎　人參　薄荷

柴胡　麥門冬　半夏　甘草　阿膠　黄芩

款冬花　白术　桔梗　姜

知母茯苓五味子人參薄荷麥門冬半夏甘草阿膠款柴芩少术

桂与姜同

鷄蘇飲 九二

雞蘇 卽薄荷 上　麦门冬　生地 上　甘草 下　桔梗　阿膠 下

茅根　黄芩　貝母　蒲黄　姜煎

雞蘇飲用麦门冬生地茅根甘草合桔梗阿膠芩貝母蒲黄姜煎有奇功

產腫胸飽

問產後發腫者胸飽者何治答曰腹脹如膨者木鬱流氣飲主之必利水道爲上腹大青筋小水多不利必食生冷停瘀血也帯傷

者亦有之治法當以胃苓湯(方見十の)起劑加桃仁紅花歸尾赤芍山查草果之類泄瀉而腫者白术為主或五箇(方見十八)加庵仁紅花消食之劑或紫蘇飲(見四十の)起劑加行血消食藥尤妙內不用木香一味為佳縱有身熱者亦不忌也蓋用(木香)治病〻退則熱自除而已若嗽忌用木香若渾身腫者木香流氣飲食麵發浮腫者蘿蔔子為主若面腫而下身不腫者屬風發散為主足腫而上部不腫者屬濕宜紫蘇飲主之更加木通之類若左足忽腫而痛乃濕熱也腫為濕痛為熱恐成脚氣須服當歸拈痛湯數貼乃可若紅腫者恐

生瘡疾胸者草果為主咳嗽者不宜用熱藥

木香流氣飲 九三

木香 半夏 青皮 甘草 厚朴 陳皮

人参 丁香 枳殼 香附 沉香 肉桂

紫蘇 蓬朮 木通 白芷 茯苓 草果

檳榔 白朮 木瓜 麦冬 大腹皮

木香流氣夏青陳甘朴参丁殼附门沉桂蘇蓬通芷茯果檳腹朮木瓜神

當歸拈痛散 九四

當歸 甘草 茵蔯酒浸 黃柏酒製生用 羌活炙 防風

知母 人參 澤瀉 豬苓 黃芩炒 白朮

升麻 蒼朮 葛根

當歸拈痛草茵蔯黃柏羌防知母參澤瀉豬苓芩白朮升麻蒼

朮葛根匀

問產後發熱口渴唇裂生瘡者何治答曰因胎前食熱毒辛辣之物過多積於脾胃氣攻上焦所致宜用逍遙散方見第十加連翹黃連天

花粉

問產後下血過多而寒熱者何治答曰此榮衛虛損陰陽不和也增損四物湯主之第此症与惡露未淨停滯胞絡而寒熱者相似而實不同宜細辯之小腹不痛陰陽不和也痛者惡露也惡露不宜服增損四物湯若產後寒熱往來小柴胡湯主之若寒熱而盜汗如雨麥煎散方見九十主之若蓐勞虛瘦頭疼氣少小腹脹痛而寒熱者增損柴胡湯主之

增損四物湯九九

川芎　當歸　白芍　官桂　三稜　蓬朮
乾漆　姜五片　食前服
增損四物治食癥芎歸桂白芍桂三稜水姜五片同蓬漆多煎多
服可除根
小柴胡湯九六
人參　半夏　柴胡　甘草　黄芩
人參半夏小柴胡甘草黄芩不可無若作大柴除參草大黄實
芍姜棗和

增損柴胡湯 九七

柴胡 半夏 人參 芍藥 川芎 陳皮

甘草 姜棗 一方有枳殼

增損柴胡同半夏人參芍藥與川芎陳皮甘草和姜棗熱退寒消有異功

問產後發熱者何治答曰下血過多則血虛〻〻則陰虛〻〻則內熱心胸煩悶短氣頭疼悶亂骨痛時晡轉甚與大病後虛煩相似者宜人參當歸散血虛生熱而自汗者逍遙散方第十見主之若產

後臍下發熱非熱比也非熱也不能治產後大熱詳見丹溪纂要

產後日晡發熱轉甚非柴胡不能治也若外皮熱而内不熱其足覺冷者比胃風宜芎蘇散方見五十七

問產後發寒熱者何治荅曰惡露未淨停滯胞絡而寒熱者以行血爲主小腹痛是也輕則四烏方見二十重則醋箇方見十五或瀉無吐者五箇方見十八有食俱加消食之劑增損不可服惡露淨者小腹不痛是也當辯症而治之若頭痛骨痛寒熱比外感也宜增損柴胡湯無瀉而吐者五箇若胸飽前後心痛者比氣傷與食也五箇加紅

花婦尾若勞碌感寒頭痛寒熱者三元散見八十五主之增損柴胡湯亦可服若下血過多而乍寒乍熱者榮衛虛損陰陽不和也增損四物湯見九十五主之初産有作乳者亦發寒熱或産下小兒不育乳汁一時失吮而膨上者亦發寒熱不可不知

遍身骨節疼痛

産後

問産後遍身骨節疼痛者何治答曰氣血俱虛勞損坐卧出房冒風邪致也惡露未淨先與行血後服芎藭散見五十七若已淨者竟服芎藭加羌活防風不可多服一云惡露未尽者宜服五箇若飲食如故者四烏或二四若無小腹痛者加活血藥惡露尽者增損柴胡

忽下血成片相似崩者

湯方見九十七若単腿崩者交加散十八主之倍用桔梗加羌活獨活

問産後忽下血成片相似崩者何治荅曰亂血太虛脾胃太弱以

致榮衛衰敗宜和血理氣用四物止經湯

四物止經湯九八

當歸　白芍　川芎　熟地　人參　白茯

側栢　蒲黄　酸棗仁　香附　甘草　白朮

阿膠　白雞冠花　姜煎食前服

四物止經參茯苓側栢蒲黄酸棗仁白冠香附甘姜芎白朮膠

醫産後崩

問産後嘔吐飲食不下腹脹者何治荅曰氣血攻於脾胃之間胃氣不順以致此症日久不治必成翻胃宜服香砂養胃湯若惡露未行者二四加活血消食藥行者不必更活血若腹脹嘔逆不定都是食也宜消導之藥若不納者藥内加丁香加砂盐一撮

香砂養胃湯九之

香附　砂仁　藿香　檳榔　陳皮　白术

白茯　甘草　草果　人参　厚朴　半夏

瘧痢

烏梅　姜

香砂養胃藿檳陳白朮苓甘草果參姜朴烏梅同半夏病中服

此健精神

問產後瘧痢者何治答曰忽然患者如胎前瘧痢一般内加逐血之劑若胎前延至產後不止者不治惟瘧不止者當以補虛去痰与食之藥治之一云瘧疾惡露未淨服五箇方見十八加桃仁紅花山查神麯惡露淨者養胃湯方見十三加消食藥及柴胡青皮香附蓋不問其瀉否產後以調理脾胃為要故五箇養胃可皆服若無瀉者

痢案

尤為對症之藥

問產後痢疾者何治答曰視其脈細小則生洪大則死凡產後痢者兩手脈絕再三尋之微見附骨即以無事斷之盖產後之脈當沉細沉痢疾尤宜細乎不拘赤白胃苓湯方見十四一藥可以通治此藥多服數劑雖有食積亦將自消不必用芍藥湯等藥若惡露未淨者胃苓湯加桃仁雖有夜去有次者服之可愈若過飽加紅花當歸而山查滑腸不可輕用但用神麯可也或用五苓方用十八亦可已淨者胃苓湯加半夏麯產後紅白痢香連末苓散見六十七主之若

產後

内虚氣之而痢者當歸芍藥湯主之（方見六十八）

吐瀉

問產後吐瀉者何治答曰藿香正氣散（見四十六）主之此產後霍亂吐瀉之要藥也產後百病三者為要嘔吐盜汗泄瀉是也三者並見其命必亡三者有二亦多耆少若止見一症輕者無害重者難愈

產後數症並作當治其所急

發瀉

問產後發瀉者何治答曰小水不利而瀉服胃苓湯（方見十四）腹痛加消食藥惡露不行加行血藥若外感風寒內傷飲食而瀉服養胃湯（方見十二）若寒瀉服五箇（方見十八）惡露未淨歸用稍芍用赤加桃仁紅

花已淨者芎用白歸用頭不應加活血藥理中湯亦可服咳嗽去桂姜若暑濕服胃苓湯加香薷

理中湯一百

人參　白术　甘草　乾姜

理中湯用參白术甘草乾姜俱炮炙二橘加入共爲因加朴即是治中湯

問產後中風不語者何治答曰氣血爲要敗血行後牛黃清心丸亦可服產後中風不過痰氣血風也二陳湯廿方見四物湯皆不可

鈌眼合痰喘者二四方見十二治之譫語加活血消食藥及薄荷姜汁
不語者乃陰戶着風也小續命湯見八十七主之手足癱瘓者乃敗血
入經絡也五積散方見十一主之或二四加桂梗活血藥煎熟後入姜
汁點可一云因寒赤腳立於冷地或冒風寒或暑月當風取涼以
成此症不可作中風治也宜用烏金湯若暑天去熱藥

牛黃清心丸一百一

白芍一兩半　羚羊角末一兩　人參去蘆二兩半　芎藭一兩二錢半　白茯去皮一兩半　防風去苗一兩半
阿膠炒一兩七錢　乾姜炒七錢半　白朮一兩半　牛黃一兩一錢研　射香研一兩　犀角末一兩

雄黄（八錢） 龍腦（研一兩） 當歸（去芦一兩半） 甘草（炒五錢） 麥冬（去心二兩半） 桂枝（一兩二錢半）

黄芩（去腐一兩半） 杏仁（去皮尖麸炒二兩二錢半） 神麯（三兩半） 白蘞（七錢半） 蒲黄（炒二兩半）

肉桂（去皮一兩七錢半） 柴胡（去苗一兩） 乾山藥（七錢） 大棗（百枚蒸熟去核皮研膏） 大豆（炒一兩七錢半） 金箔（四百片為衣）

右除棗、杏仁、羊角為細末，及牛黄、麝香、雄黄、龍腦四味另為細末，入餘藥和匀，煉蜜、棗膏為丸，每兩作十丸，以金箔為衣。每服一丸，溫湯化下。小兒驚癇亦可酌量多少，以竹葉湯或酒服。

牛黄清心白芍羚，人參芎茯与防風，阿膠姜朮雄犀射，龍腦當歸桂麥甘，芩杏蘞蒲黄桂麯，山柴金豆棗膏丸。

傷寒

烏金湯 一百二

川芎 當歸 白茯 白芍 防風 防己

人參 麻黄 桂枝 姜蚕 羌活 杏仁

枳實 半夏 血竭 生姜

中風產後服烏金芎歸茯芍二防參麻桂姜蚕羌杏实姜煎夏

竭和金銀

問產後傷寒者何治答曰柴胡四物湯主之不可遽用小柴胡湯

蓋有黄芩在内容易停滯惡血恐傷人也若產後時疫柴胡四物

湯主之若產後中寒者理中湯主之如惡露未淨去人參或服五簡方十八見不問有無吐瀉皆可服

柴胡四物湯一百三

柴胡　當歸　川芎　熟地　白芍　人參

黃芩　甘草　半夏麯　姜

柴胡四物湯參芩甘半麯寒熱脉浮沉虛勞斬斬服

傷風

產後

問產後傷風者何治答曰須視惡露淨與未淨若未淨而小腹痛外感風寒者先行血後發散輕則四烏　主之川芎為君重則

二四　加消食活血咳（為）嗽多痰是也如不解服五箇加行血之藥劑兼瀉者亦治之但姜桂勿輕用若惡露已淨小腹不痛而傷風頭痛足冷（者）不拘嗽與不嗽有痰無痰俱用芎藭散　如嗽嗽喘急痰涎壅盛而汗（無）旋覆花湯　主之喘嗽而無痰者加麻黃汗即至虛汗出者參蘇飲　瀉者五箇但不必加行血藥

心氣痛

問產後忽然心氣痛不可忍者何治答曰胃氣虛弱心經血虛二者不順又因七情所傷以致諸氣不和痛不可忍宜七情手拈散若氣食而胃口痛者養胃湯　主之血氣攻心而胃口痛者延

胡索散　主之單受氣而心腹痛者分氣紫蘇飲主之如有食加消食藥腹痛者當視症而用藥若氣食當消食行氣服香砂養胃湯　泄瀉者亦然若感風寒而痛理中湯　去人參用之若因食冷物冷水冷藥而痛五箇　小腹痛者當視去血多少敗血凝併有塊而痛服醋箇　無塊服四烏　須量人虛實用之詳見惡露不行條內去血過多而痛名曰空痛當服補劑

七情手拈散一百四

玄胡索　沒藥　乳香　甘草　白芍　茴香

枳殼

七情手拈散玄胡沒藥乳香甘草和白芍茴香煎枳殼心中痛

氣自然無

分氣紫蘇飲 一百五

紫蘇上 桑白皮 五味子 桂枝 甘草下 草果

茯苓 陳皮 木通 大腹皮

分氣紫蘇桑五味桂甘果茯与陳皮木通大腹姜塩煎氣促心

膨食可思

脇痛或左或右

問産後脇痛在左在右者何治答曰在右爲痰在左爲血痰用消痰藥血用祛血藥但用藥非白芥子不能達柴胡枳殼亦可

腰痛

問産後腰痛者何治答曰多因側卧敗血偏墮所致也若定於一邊及小腹痛者是也四物湯　二四　加紅花煎飲若攻走而痛不凝定者此氣痛非血痛也　二四　加活血藥或補中益氣湯去參加活血藥不嗽用香附

哮喘

問産後忽患哮喘者何治答曰此爲危症經曰諸喘皆凶是也然亦當視其有痰無痰ゝ多痰少而斷吉凶若痰盛而喘ゝ時痰聲

産後

大作此痰犯肺經肺不寧也豁其痰而喘自定其喘猶可救旋覆花湯　主之惡露未淨者加生姜汁反行血消食藥淨而小腹不痛者加芹苓服之若不嗽而喘者此肺為火所迫乃真喘也是為凶症不宜用藥或不得已用二四加桃仁紅花山查枳實或用大寧肺湯加逐瘀血之藥

大寧肺湯一百六

五味子　瞿麥　甘草　枳殼　杏仁　阿膠

桑白皮　橘紅　紫蘇　黃芩　半夏　生姜　食後服

大寧肺湯治喘嗽五味腥甘殼杏膠桑橘紫蘇苓半夏加姜煎服避風飄

問產後吞酸者何治答曰食傷氣傷也宜七氣湯加消食之劑一云此症少或者病久而弱乃有是耳惡露淨後二四　加姜炒黃連吳茱萸

七氣湯一百九

厚朴　人参　炙甘草　青皮　官桂　白茯苓

紫蘇　橘紅　半夏　白芍　生姜　大棗

七氣湯芎朴參甘青桂茯蘇陳半夏棗姜白芍清食散氣如神

問產後忽然手足麻木者何治荅曰氣血虛也宜大補氣血八物湯、主之若明知去血過多小腹作痛手足發麻則遍身亦麻暈而死者瘀與虛也此痛非氣血凝滯而痛乃空痛耳用二四加香附

問產後歌舞驚哭怒駡或坐或卧甚者踰垣上屋口咬拳打山腔野調神名佛號無有不能似有戲崇之狀者何治荅曰敗血冲心也此病死多生少龍齒清魂散主之愚夫愚婦但知祈禱而

不知服藥多致不救惜哉蓋血自臍攻心腹疼痛雖悶亂而不至顛狂者延胡索散　主之加烏藥香附尤妙産後敗血有冲胃冲心之辯不可混治冲胃者飽悶噫惡是也冲心者顛狂錯亂是也二者俱是危症用藥急速亦多不救不可不知

問産後驚悸精神恍惚夜卧不寧者何治答曰此心血不足也宜服平補鎮心丹

平補鎮心丹一百八

白茯苓去皮　五味子　車前子　肉桂各一兩　熟地一兩

麥门冬一兩二錢五分去心 天门冬一兩去心 遠志去心甘草煮一兩五錢 茯神一兩去木 人参去芦五錢
龍齒二兩五錢 山藥姜製一兩 酸棗仁炒去皮 硃砂五錢研為衣
平補鎮心茯五味車前肉桂麦天冬遠志茯神参齒藥棗仁熟地
和砂匀

問產後發黄者何治荅曰須量人虛实以茵蔯散加減用

茵蔯散一百九

茵蔯 赤茯苓 猪苓 白术 澤瀉 官桂

發黄須用茵蔯散赤茯猪苓澤瀉官虛实量人加減用服之自

爾得安康

乳汁不下

問産後乳汁不下者何治荅曰此身熱之故可用川山甲燒灰泔水調下或煮猪蹄作羹飲之仍以木梳梳乳上即下若生癰乳名外吹回治法与胎前不同若初産而兒不育乳忽作痛此乳汁凝併不行之故須以手搏去其汁揉而散之仍令他兒吮出吐之庶免成癰之患若畏痛而不肯吮容其内結則必潰膿多有乳囊速腐而喪命矣

惡露不行兒枕痛

産後

問産後惡露不行兒枕痛者何治荅曰小腹中有一塊如盤是也

醋箇　主之然醋箇亦是狠猛之藥須量人虛實用之盖産禁
用稜莪必元氣充实者用之若痩弱者但可服四烏　耳飲食
不進服四烏不効方用醋箇然亦不宜多服、、四烏者若不咳嗽
官桂各半可以行血若見枕不散積聚堅实按之攪手疼痛者宜
琥珀黑龍丹若産婦血氣疼痛宿食症癖葱白散　主之
問産後手足俱軟不能行動者何治答曰此敗血流入四肢也宜用
逐血藥加引經之劑
問産後日久不時覺飽腹痛寒熱交作傷食者何治答曰内傷生

發餩

偏正頭疼

產後

冷外冒風寒邪致宜五積散　又名百病無憂散胎前亦可服之若惡露未凈者四烏加消食藥瀉用五苓　惡露去多而無瀉者胃苓湯　去多而不瀉者養胃湯　產後内傷治法与平人同一方用蘇木一兩人參伍錢水服煎

問產後發餩者何治答曰此症不宜須辯症治之若惡露未凈者多是血逆所致當服行血藥若已凈而餩多因受陳治法宜順氣調脾胃如紫蘇飲之類

問產後偏正頭疼者何治答曰用川芎茶調散　主之頭半邊

汗出

惡寒而痛腦後及眉稜骨痛者氣虛也增用參
問產後汗出者何治答曰惡露未淨不可服補藥須於行血藥中
去川芎加浮小麥麻黃根惡露淨者視其人可補与否若氣血俱
虛善食而不飽悶〻無心腹痛等疾則与八物湯　養榮湯
大妙若單血虛而氣不虛者逍遙散　内用柴胡稍而不須
此方乃產後血虛先熱須用調理而又不可服補氣者謂之無人
參補藥若血虛汗如雨者麥煎散　主之有用補中益氣湯
止汗者治法未盡蓋因内有升麻柴胡不能歛汗故也若以黃芪

爲右亦可若蓐汗出逍遙散主之若產後半身出汗用二四

產後不可輕易發汗〻若既出不可更發矣慎之〻〻小產蓐勞

汗增損柴胡湯　主之

膀胱墜不下收

問產後膀胱墮下而不收者何治答曰劳傷太過或取重物用力

或血虛氣弱因而不收動經几月不能還原者宜用收陰散加補

劑一云夜臥忽動將臍下四寸半灸七壯立効

收陰散　一百十

當歸　川芎　白芍藥　升麻　熟地　白术

枳桡　吴茱萸　人參　陳皮　沉香　肉桂

甘草

收陰散芎甘芎陳熟地川芎白术參吴茱帰壳沉香桂產後膀

胱可上升

問產後淋瀝不乾終日不小便者何治答曰此緣看生之婦損傷

所致也宜用補飲脬

補脬飲　一百十一

生黄絹一尺　白牡丹皮　白术

右煎絹爛為度空心服之服不作聲乃効

產後傷脬濕不乾白朮焦同白牡丹令同煎爛黄絲絹黙黙吞之可復元

月餘經血不止

問產後月餘經血不止者何治答曰多氣也宜服四物湯加調氣之劑

陰癢痛

問產後陰癢痛者何治答曰此濕熱也用白礬荊芥白芷花椒杏仁細辛桔桔煎湯薰洗即愈

問產後大小二便俱閉者何治答曰户便俱閉而惡露不行服行

大便不通

血藥惡露已淨服四烏湯　用生地加黃芩山查木通枳殼若惡露不行而大便漏小便难者但可服五苓散　加行血藥如赤芍紅花延胡索之類不。可服胃苓湯。蓋厚朴蒼朮。能止血。不行。也。如畧用芩亦可治内傷之法亦然

問產後大便不通者何治答曰玉燭散主之或四物湯去地黃倍加赤茯山查枳殼又一說須用豬胆一枚如蜜煎之法導之。不宜服通利藥。蓋產後尚虛。一瀉而不能止也。

玉燭散一百十二

當帰　川芎　白芍　熟地　枳实　大黄

厚朴　朴硝

玉燭散芎四物朴硝枳实厚將軍胸脹腹疼血氣順旁蒸自

此得寧安

小便不利

問產後小便不通者何治答曰血熱積於小腹而錯服熱藥成而

宜用滑石通苓散。

滑石通苓散　一百十三

滑石　赤茯苓　木通　澤瀉　黄芩　白术

車前　瞿麥　梔子　燈心廿一根　食煎服

散名滑石通苓車前澤瀉通黃芩瞿麥煎同梔子白朮一束燈心

小便腫痛

問產後小便腫痛者何治荅曰此亦濕熱也用桔梗只殼麻黃陳

皮甘草乳香沒藥

小便頻數

問產後小便頻數者何治荅曰用兎獅丸或瓜蔞湯

兎獅丸　一百十四

石蓮肉三兩　兎獅五兩　白茯二兩　山藥二兩　糊丸鹽湯送下

兎獅丸节石蓮白茯山藥同研麯和丸如桐子鹽湯化下十丸

欲断産

瓜蔞湯一百十五

人参　瓜蔞根　桑螵蛸　甘草　黄連　大棗五枚

瓜蔞湯方用根黄連甘草人参桑螵蛸芍大棗治産小便頻頻

問婦人欲断産者何治答曰欲断産者不易之事或有臨産艱難或生育太多或不正之事為尼為娼不欲受孕而欲断者今之庸醫妄以草藥断之更不知婦人産固断矣而身受禍豈难免戕須經後五六日之間用黄連黄芩黄栢滑石為末蜜丸白湯下以寒子宮再不生育矣

産後

痃癖

諸積 大同

問婦人患痃癖者何治答曰痃者在腹內近臍左右有一條筋脉急痛大者如臂小者如指若弦之狀癖者爲僻在兩肋之間有時而痛此皆陰陽不和飲食停滯而成俱宜服射香丸

麝香丸一百十八

射香五分 桂心五錢 五灵脂 阿膠各七錢 蓬术五錢 三稜七錢

當归五錢 桃仁七錢 末香 木香各五錢 檳榔 芫花各一兩

射香丸桂五西灵膠蓬术三稜归共桃末香木香檳共入芫花

為末飯丸高

食血癥

問婦人食癥血癥者何也答曰食癥者月候來時多食生冷之物脾胃氣虛不能消化結聚成塊日漸生長是也用增損四物湯

血癥者血氣勞傷月水往來經絡否塞惡血停結積不散是也

用牡丹皮散

血瘕

問婦人血瘕者何也答曰瘕者假也其聚結浮而痛假推移能動其發則腹脹痛逆氣上行乃胞中惡血不散久而結成或由月事不調如懷胎之狀是也用桃仁丸下去黑物然後調理氣血

桃仁丸一百十九

桃仁 大黃 朴硝各一両 䗪虫五個煅 五更時白湯送下

䗪仁丸用大黃虫三味先將醋煮濃後入朴硝丸共服能攻血瘕痛懷中

問婦人患痞者何也 答曰痞者氣鬱不宣暢也得冷則痛面無顏色四肢瘦弱是也用痞氣丸或香砂六君子湯

痞氣丸一百十八 食前白湯送下

川烏一個 黑附子 乾姜 赤石脂 川椒一 桂心各五錢

痞氣川烏赤石脂乾姜黑附桂心蜀椒磨細末蜜丸好衣用硃砂漸痞除

香砂六君子湯 一百十九

香附　砂仁　人參　白朮　陳皮　半夏

茯苓　甘草　空心服

六君加入香砂慢火煎熬去查勤服頻頻莫絕痞若風憂發花

問婦人月經不通繞臍寒疝者何　答曰寒氣客於血室結聚而為氣所冲也用小温經湯

月水不通繞臍寒疝

小温經湯 一百二十

當歸 川芎 人參 牛膝 官桂 丹皮

赤芍 蓬朮 甘草 空心服

小温經湯治月經官桂丹皮赤芍參蓬朮芎歸同膝草寒症隨愈即經行

問婦人寒症疼痛腹中如弦脉勁急者何也答曰用蟠葱散

蟠葱散 一百廿一

三稜 蓬朮 官桂 延胡索 檳榔 蒼朮

白茯苓　青皮　丁香皮　乾姜　砂仁　甘草

蟠葱丁术与青皮，莪术三棱白茯宜，檳草縮砂姜桂小楝，腸疝氣痛能除。

崩中帶下　十六問

淋症

問：淋症白属氣，赤属血，有氣血之分，無寒熱之辨，何也？荅曰：凡患淋者，皆濕熱也。然盡信書則不如無書，今之患淋症者，庸醫多用黄連，只因無傳受之故，每多不効，豈可執一偏之說以治病乎？蓋婦人之病，寒者多，熱者少，故養榮湯　治白淋而効，以其間有

官桂也艾煎丸　服一二料即愈亦此義曰赤淋何如曰此熱
症也不可服熱藥故艾煎丸禁用但可用八物湯　加芩連而
香附不可缺曰香附獨非熱藥乎曰此婦人之仙藥也治鬱調經
甚妙
問崩漏淋瀝不止者何也答曰衝任衰弱臟腑虛冷故也小腹急
痛無下赤白帶宜加減吳茱萸湯　或艾煎丸若去血過多血
氣不足四肢倦怠之氣力宜增損四物湯　去血雖多間有花
白帶狀可見氣虛症服內補湯　養榮湯妙蝦蟇草与葉燒灰

煮酒頻服之効亦甚捷凡用歸附又不差艾煎丸及醋煮附四物湯之妙也一云草薢分清飲之膠艾湯亦可若赤白帶無下艾煎丸主之無（若）五色帶下紫金丸　主之

膠艾湯一百廿二

阿膠　艾　川芎　當歸　白芍　熟地

右水酒和煎食前服

膠艾芎歸芍地黄能清便血酒煎良

暴崩不止

崩帶

問暴崩下不止者何也答曰陰陽相搏之謂崩由腎水陰虛不能

鎮守相火故走漏而崩也涼血地黃湯　主之然此病多起于
內傷若身熱而小腹[illegible]不痛者竟服前藥或八物湯（方見）加芩連若
痛者大劑四物湯歸頭白芍藥倍加之再加醋煮香附然後用前
補藥或補宮湯加芩連　血崩腹痛有二說瘀血也空痛也瘀血
者體必作寒法當去瘀者痛不寒法當補有血海虛寒外乘風冷
搏結不散血氣成塊而得之者宜神仙聚寶丹　有血氣虛損
而得之者凝結成塊已變八瘕上則氣逆嘔吐下則泄去五色宜
內炙散血崩之人有服崩藥而不効者火也三黃丸主之然須去

大黄用黄柏

三黄丸一百 廿三

黄連去芦鬚 黄芩去土 大黄煨各半兩 一方去大黄用黄柏

三黄丸本芩連柏煉蜜成丸湯可吞三焦積熱咽喉燥大小便

澁之服應

問經来如黑豆汁或成血片或五色相雜臍腹痛者何治答曰勞

傷氣血或經来兩情交合致傷血絡經久不止或以沙淋也用伏

龍肝散主之

經来如豆汁

淋瀝兼瀉

崩漏血脫

伏龍肝散 一百廿四

川芎 熟地炒 當歸 乾姜 赤石脂 肉桂

陳艾 甘草 伏龍肝 麥門冬 大棗二枚不拘時服

伏龍肝散灶心泥熟地麥冬赤石歸甘姜肉桂芎陳艾五色淋

瀉痛可除

問淋瀝有與瀉者有無瀉者何也答曰單瀉而腹不痛者胃苓

湯 若腹中冷併痛如屋漏水下時有鮮血者丁香膠艾湯見廿七

問崩漏血脫者何也答曰血脫蓋氣古腥相傳之心法也先補胃

氣以助生發之原，諸甘藥為之先務，益胃升陽湯是也。凢犯此症者，庸醫皆以補血為主，殊不知用藥以補氣為要，蓋甘能生血，此陽生陰長之理也。夫人以穀氣為實，藥料亦須視食之多寡而輕重之，食少劑亦少，不令勝食氣乃妙。如腹痛加烏藥三分去皮，官桂加少許；若渴與口乾，加乾葛三分。

益胃升陽湯 一百廿五

當歸身　人參　白朮　黃芪　陳皮　黄芩

甘草　升麻　柴胡

益胃升陽當歸身參朮苓芪麯炒陳甘草升麻柴胡使秋間服者去黄芩

問赤淋赤帶血淋者何也答曰月事三五日一至積數月不愈是也痛服四烏湯 恐尚有瘀血未可止也去多不痛善飲食者八物湯 加芩連飲食進少者去卯見用之内補湯 亦可補中益氣湯 加黄栢亦可化治血淋須視其小腹痛与不痛脾胃實与不實若腹不痛脾胃實者八物湯加芩連亦可若小腹痛与脾胃不實者禁用但可以安胎飲 去黄芪与服或補宮

湯瀉者先實脾胃大柢治淋先治脾胃

血崩淋

問血崩血淋而小腹痛者何也答曰年少血崩者小腹痛四烏湯宜服若年高血崩不問其實痛空痛用十全大補湯一説老年患此症不拘小腹痛与不痛脾胃實与不實只宜安胎飲加澤瀉或補中益氣湯治之含虛用八物芩連恐犯脾胃脾胃一壞更何恃以袪疾乎

崩中心神不安

問崩中心神不安言語失常不得眠者何也答曰失血過多也宜用寧志膏治之

寧志膏一百廿八　薄荷湯下

辰砂　酸棗仁　人參　白茯各五錢　琥珀七錢　乳香三錢

寧志辰砂酸棗仁人參白茯乳香輕琥珀七錢俱磨末寧蜜如彈定心神

問白淋白帶白淫白濁者何也答曰四症不同不可溷治白淋者淋瀝而不止也多力甚鬱大抵屬寒屬虛為多小腹不痛与去多空痛者養榮湯　主之答附不可缺補中湯亦可丸藥則用艾煎丸　或歸附丸　加白芍痛者四烏湯　用白芍歸頭

凡白淋變為黃水此將成血淋也艾煎花歸附花皆可服沙淋者
下白泥積一層如金蕃萁花中像沙一層泥積是也此鬱症也有白
沙淋赤沙淋有白宿時淋而無沙者只分氣血而治
白帶者如帶不斷也患此多腰痛不甚則不痛也人受氣甚則
腰痛頭疼眼昏者五積散[illegible]單嗽者二四　亦須視病勢之
先後緩急嗽急淋緩先理臟經淋急嗽緩且急治其淋蓋嗽瀉篤
者且与胃參　四時以胃氣為先急者先治也
白淫者或時一放水寡婦尼姑多有此症乃鬱火也降火藥為主

白帶臊臭

白濁者膀胱經熱渾濁如膿不醫當生癰疽清心蓮子飲主之

清心蓮子飲 一月廿九

黃芩二錢半 麥冬去心一錢五分 車前子一錢半 黃芪蜜炙二錢 人參二錢半 白茯苓二錢半

地骨皮二錢半 石蓮肉去心一錢 甘草五分

清心連子草黃芩赤茯人參地骨皮蓮肉黃連車子共麥冬煎 不效

服之無疑 黃柏

問婦人白帶臊臭多悲不樂面加蟲行者何也答曰元氣虛極也

用桂附湯加參芪甘草升麻

桂附湯一百廿八

肉桂　黑附子　黄栢　知母　食前服

桂附湯兮知母栢時時帶下虛無力速煎四味以補中隨減三

分覺有益

問婦人帶症何也答曰多因氣所致赤帶多腰痛不痛者少治法

与白帶同

問赤白帶者何也答曰如此症臍下不冷痛陰中冰冷也用五苓散

合四物湯

帶下五色

問帶下五色者何也答曰傷於肝經則下青如泥色傷於心經則下如紅津色傷於脾經則下黃色黃如爛瓜傷於肺經則下如涕傷於腎經則下黑色惠經此是婦人極重之病用大溫經湯

白帶

問產後白帶者何也答曰因產後參起不避邪風入於胞門子宮也用四物湯去熟地加黃栢知母防風

赤白帶
心腹痛

問赤白帶下心腹痛者何也答曰虛極用當歸煎丸

當歸煎丸一名先

當歸　赤芍　牡蠣　阿膠　熟地　續斷

白芍各一兩地榆（炒黑）

當歸煎丸白芍藥牡蠣阿膠熟地（榆）炒續斷均分焦赤芍醋糊丸

米溫酒吞

世醫湯竹林傳女科方

抄者不詳

提要

《世醫湯竹林傳女科方》，手抄本，年代不詳，抄者不詳，南京中醫藥大學圖書館藏。不分卷，開本高十九點七厘米，寬十二厘米。每半葉九行，行二十字，朱墨圈點，楷體抄寫，字迹清晰，書口標頁共三十三頁。《竹林寺女科》版本衆多，由竹林寺僧撰。竹林寺位於浙江省蕭山市城廂鎮惠濟橋北堍，建於南齊年間（四七九—五〇二），初并無醫事。至後晉天福八年（九四三），寺僧高曇得異授而興醫業，據《竹林寺世乘·高曇祖師述異記》載，高曇祖師遇一道人，道人感念祖師待之厚矣，遂傳産前後秘方數十種，又胎産至要辯論及診法共百十餘條，高曇祖師曉夜誦讀，而醫道日精，患者驗之，百無一失。自高曇禪師之後，代代相傳，且每有增益。凡有增益，則重新抄録，原本即行銷毀，絶不外傳。然亦有稱得自真本而在世間秘傳者，或亦有得其鱗爪而擴充者，或亦有冒名者，真僞難辨。目前流傳的相關古籍，包括各種刻本、抄本，有數十種之多，但主要來自兩種版本：一是清光緒辛卯年（一八九一）皖江節署本，一是光緒九年（一八八三）當涂黄氏本。據皖江本序，最早刊本應爲道光七年（一八二七）本，但此本今未見。

是書着重描述女科症狀特徵，相對忽略脉象舌象，如對月經所下之顔色、質地、性狀，描述極爲細緻，如云經色如膽水、死猪血色、魚腦髓、牛膜片，臭如夏月之腐；重視年齡分段，根據人體發育階段、臟腑氣血盛衰加以分析。如調經從十四歲經證開始，至五旬以後經證停止，分爲二十個年齡段。安胎則有十月胎形，十月養胎及十月胎證；氣血爲本，善用四物湯、生化湯，并加減出入變化爲各種適用效方；調臟腑獨重脾胃氣血生化之源，用藥常取甘温補益。

《世醫湯竹林傳女科方》抄録了婦人之症一百有十治法七十二方，爲《竹林寺女科》一書的部分内容。皖江本序言道：「陽曲傅徵君青主，以女科爲海内宗仰，其辨證精確，而立方簡要……若茲編，則別類分門，至纖至悉，所列經驗方詳搜而撮其要，誠足補傅徵君女科所未備，固宜二書并行，以資世人擇取也。」故可知，與婦科經典名著《傅青主女科》相互參讀，而更利於學者學習。（楊斕撰）

目録

[一]　參考他本，此處爲「經來從口鼻出」。

[一] 此標題下原稿缺字。
[二] 參考他本，此處爲「胎前動紅」。
[三] 此標題下原稿缺字。

[一] 瘼：參考他本，此處爲「疸」。

世醫湯竹林傳女科方

婦人之症一百有十治法七十二方

第一症

月經前　論其症血來如胆水五心作熱腰痛并小腹痛面色黄痿不思飲食乃血氣虛先用黄芩散退其五心熱後用調經丸次月血勝而愈

黄芩散

黄芩九卜　川芎八卜　當歸コ　白芍コ　甘草三卜

知母七卜　花粉七卜　蒼术コ　水煎服

調經丸

三稜兩　莪朮兩　當歸兩　白芍兩　熟地兩

玄胡兩　川芎錢　白茯苓兩　大茴香錢

烏藥錢　砂仁半　香附兩半　生地兩

小茴香錢

以上諸藥用米糊爲丸不拘時老酒送服

第二症

月經後　經來如漏水頭昏目眩小腹作痛更兼白

帶喉中臭如魚腥惡心吐逆先用理經四物湯後用

內補當歸丸即愈

理經四物湯

當歸刁 川芎刁 生地刁 柴胡刁 白术刁

玄胡刁 白芍个卜 黃芩个卜 三稜个卜 香附刁

水煎臨卧服

內補當歸丸

當歸刁ㄹ 續斷刁ㄹ 白芷叉 川芎叉ㄹ

茯苓叉ㄹ 蓯蓉叉 蒲黃炒黑叉 萸肉叉

厚朴叉 甘草个卜 乾薑个卜 製附子三刁

阿膠 丹ㄋ 熟地 丹ㄋ 煉蜜為丸如桐子大空心酒下八十丸

第三症

月經或前或後 論其症因脾土不勝不思飲食由此血衰經水或前或後服藥不須理血只宜補脾脾土勝血旺氣勻自然應期宜服紫金丸

紫金丸

陳皮 ㄋ 良姜 公 莪朮 公 檳榔 丕 紅花 丕

枳殼 卜 烏藥 公 三稜 丹 砂仁 丕

米糊為丸飯後米湯送百丸

第四症　血虛發熱

論其症因婦人性急或行經時房事觸傷脇中結塊如雞子大左右兩脇痛月水不行變成五心煩熱頭昏目暗咳嗽生痰先逍遙散止熱後用紫菀湯止嗽若半年一載失醫肉瘦水瀉百無一生

逍遙散

當歸刀　白芍炒刀　柴胡刀　花粉个　地骨皮刀

石蓮肉刀　薄荷罒卜　胆草午卜　黃芩不

水煎空心服

紫菀湯

光杏仁錢五分　阿膠八分　桑白皮錢蜜炙　五味子卅卜

知母炒錢　款冬不卜　紫菀八分　桔梗八分　蘇子八分

川貝去心八分　枳實錢　水煎空心服

第五症　經閉發熱

論其症或行經時或產時多食生冷併吃水菓蓋血見水或冷則凝滯故也初起一二月生寒作熱五心煩躁若脾土勝自然經血流通萬無一失倘半年一年不治變作骨蒸子午面熱肌膚消瘦泄瀉不止百

無一生急宜治之病重者急宜用牙片三厘調甘草
湯送服有起死回生之力次用逍遥散紫苑湯二方
詳閲第四症

第六症　行经氣血作痛

論其症经來一半血未曾盡腹中作痛發熱或不熱
須用紅花散破其餘血熱止痛安

紅花散

枳殻下　紅花彐　牛膝彐　當歸彐　蘇木彐
三稜个　莪术个　川芎下　赤芍个

四

水煎空心服

第七症　經水不止

經水十日半月不止乃妄流行當審此婦曾吃椒物度否是為寔症須用金狗散

金狗散

續斷ㄋ　金毛狗脊炒ㄋ　地榆ㄋ　當歸ㄋ

白芷ㄋ　川芎卞　白芍卞　熟地ㄋ　黄芩ㄋ

水煎空心服

第八症　經來如黄水

此症人虚用藥不可太涼務煖經和血次月血勝而愈須用加味四物湯

加味四物湯

當歸　川芎　元胡　小茴香　熟地　烏藥

白芍　加薑三片棗二枚　水煎空心服

第九症　經來如綠水

此症全無血色乃大虚大寒不可用涼藥要用烏雞丸服半月不但症愈兼能懷孕

烏雞丸

天雄附子　鹿茸二两　山藥一两　茯苓一两　蒲黄一两
當歸一两　山萸一两　白芍一两　川芎一两半　肉桂一两
烏雞肉去皮油不用酒蒸三两　一方加熟地一两半
米糊為丸空心酒下一百丸
第十症　經來臭如夏日之腐
此乃血弱更兼吃熱物譬如溝渠水涸天時無雨久
則臭矣身裹舊血新血不接則臭宜用龍骨丸
龍骨丸
龍骨　海螵蛸　牡蠣　生地　川芎　白芍

茯苓　黄芩　當歸　蜜丸酒下百丸另服煎方

煎藥方

當歸一分　三棱一分　莪术一分　赤芍一分　丹皮一分

香附一分　條芩一分　陳皮一分　木通一分　白芍一分

薑一片水煎服

第十一症　經來成塊

如葱白色又如死豬血黑色頭昏目暗唇麻此虚症

也即用内補當歸丸服之立效　丸方詳開第二症

第十二症　經來全白色

此症無血色五心煩熱小便作痛面色青黄乃血氣虚亦用烏雞丸服其效如神　丸方詳開第九症

第十三症　經來不止如魚腦雙脚疼痛不能行履乃下元虚冷更兼風邪所致宜活血行氣須用踈風止痛散

踈風止痛散

當歸錢　獨活錢　天麻錢　烏藥錢　姜蚕錢

牛膝錢　川芎八分　石南藤錢　紫金花錢

骨碎補錢　乳香錢　姜三片　葱白三枚

酒煎服

第十四症　経來如牛膜片

経來不止如牛膜片色一般昏迷倒地乃氣血變結而成雖驚無事急用硃砂丸立效

硃砂丸

硃砂彐　茯苓一两

水法為丸姜湯下五十丸

第十五症　経來下血胞

此経來下不止或下血胞三四個如雞子大如絮用

刀剖開如石榴子且昏迷不知人事宜用十全大補湯。即十全大補湯去甘草肉桂加薑三片棗二枚三五帖立效。

第十六症　経來小便痛如刀割

此乃陰門不閉如八珍散無效宜用牛膝湯一服即愈。

牛膝湯

土牛膝三兩　乳香ㄗ

水鍾半先煎牛膝一鍾後磨乳香麝香ㄗ投入

藥內　如條火症可用硃砂六一散

第十七症　經來而陰痛不可忍

此症筋二條從陰中而起乳上疼痛身上發　宜用

川楝湯

川楝湯

川楝子錢　猪苓錢　澤瀉錢　白朮分　小茴

香分　烏藥分　玄胡分　乳香分　木香錢

大茴香分　麻黄錢　檳榔錢

姜三片葱一根水煎服如大發汗二帖愈

第十八症　経來未盡潮熱氣痛

此症経來一半又覺口渴小腹痛此因傷食生冷血滯不行有餘血在内不可用補劑宜用涼藥熱去経盡熱退痛止宜用莪术散

莪术散

三稜錢　紅花錢　牛膝錢　蘇子錢　莪术錢

水煎空心服

第十九症　経來已盡作痛

此症手足麻痺乃腹中虛冷氣血衰甚宜用人參四

物湯

人参四物湯

人参ㄗ　當歸ㄗ　白芍ㄗ　川芎卜　姜棗

水煎服

第二十症　經來小腹結成塊

如皂角一條橫過痛不可忍不思飲食面色青黄急

用玄胡散

玄胡散

玄胡〥ㄗ　髮灰三ㄗ　共為末酒下服之半月其塊

自消○

第二十一症　經來腸氣痛

經來腸內一塊如杯大○其色淡黃色○急宜治塊○先用

四物玄胡湯○

四物玄胡湯

當歸个下　川芎个下　白芍个下　玄胡彐　熟地彐

姜三片○酒煎加沉香三下○　再用川芎白芍玄

胡當歸四兩○沉香三分為末○作四服酒送下○

第二十二症　經來遍身疼痛

經來二三日遍身疼痛者乃寒邪入骨或熱或不熱
急宜解表用烏藥順氣湯
烏藥順氣湯
烏藥半卜 姜蚕半卜 白芷三卜 陳皮三卜 枳殼八卜
乳香半卜 甘草半卜 麻黃四卜去節 姜三片 葱一根
水煎服發汗即愈
第二十三症 觸經傷寒
經來誤食生冷遍身潮熱痰氣緊滿惡寒四肢厥冷
急服五積散

五積散

厚朴　陳皮　桔梗　白芷　茯苓　枳壳

半夏　香附　蒼术　柴胡　川芎　乾薑

青皮　當歸　姜三片　葱一根　水煎熱服即愈。

第二十四症　逆經上行

經從口鼻而出。因過食椒姜熱毒之物。其血亂行。急用犀角地黄丸。

犀角地黄丸

犀角錢　白芍錢　丹皮錢　枳實錢　生地錢

百草霜八分　黃芩八分　橘紅八分　桔梗八分　甘草三分

第二十五症　又

經來從口鼻咳嗽氣緊，不往下而上行，五心煩熱，宜推血下行，用紅花散七帖，次用款冬花散，止嗽下氣，不須五帖，熱去全安。

紅花散

紅花八分　黃芩　蘇木八分　花粉八分

水煎，空心服。

冬花散

粟殼八卜蜜炙　桔梗八卜　枳實八卜　蘇子八卜　紫菀八卜

冬花蕊八卜　桑皮ヨ　杏仁ヨ　知母八卜

水煎，空心服。

第二十六症　逐日往來

此症經來日有幾點則止，或五日十日又來數點，一月來三四次，面色青黄，宜用三劑

膠艾湯

熟地　川芎　阿膠　艾葉　棗三枚

水煎，空心服。服後用紫金丸詳第三症服一月即愈。

第二十七症　經來狂言如見鬼神

此症經來時或因家事怒氣觸阻逆血攻心不知人事狂言鬼語先用麝香散寧心定志次用茯神丸

麝香散

辰砂三下　麝香三下　甘草三下　木香五下　人參八下
柴胡八下　茯神八下　遠志去心ヨ　桔梗八下　水煎服

茯神丸

茯神八厶　茯苓八厶　遠志八厶　硃砂三厶　猪心一個
米糊為丸金銀湯送五十丸即愈

第二十八症　經來常嘔吐不思飲食宜用丁香散

丁香散

乾薑五分　丁香五分　白朮一錢　為末每清晨米湯送三茶匙

第二十九症　經來飲食後即嘔吐

此乃痰在腸阻米穀不能下胃宜用烏梅丸

烏梅丸

木香一錢　草果一個　乳香一錢　沒藥一錢　雄黃二錢

烏梅肉為丸每早含化一丸去涎痰後用

九仙奪命丹

草果一個　次朴ㄋ　枳殼ㄐ　茯苓ㄋ　木香ㄐ

陳皮ㄐ　焦查ㄐ　蒼朮ㄐ　荳果一個　共為末　姜湯下

此方不但婦女經症，即男人噎膈水穀不下者，

先用烏梅丸，後用此方，奇效無比。

第三十症　經來遍身浮腫

此脾土虛弱，不能尅水，變而為腫，宜用木香調胃散。

木香調胃散

大腹皮个下　陳皮午下　蒼朮彐　木通个下　木香三下

甘草三卜 紅花五卜 莪术八卜 山查乃 萆薢三卜

姜三片 水煎服

第三十一症 經來泄瀉

經動之時。五更水瀉，如乳兒屎，乃腎氣虛。不必治脾。

宜用調中湯。

調中湯

人參八卜 白术八卜 甘草三卜 五味子三卜 乾薑五卜

生姜三片 水煎服

第三十二症 經來大小便俱出

此名錯經因吃熱物過多積久而成熱毒宜調其陰陽須用五苓散

五苓散

猪苓彐　澤瀉彐　白术彐　赤苓彐　川芎八卜

當歸八卜　阿膠八卜　水煎服

第三十三症　婦人白帶

用白槿花酒煎服即愈　一方白雞冠花

第三十四症　經來常咳嗽

此症咽中出血乃肺金枯燥急止其咳嗽再除其

根先用茯苓湯

茯苓湯

茯苓八卜　蘇葉八卜　前胡八卜　桔梗八卜　枳實八卜

半夏八卜　陳皮八卜　人參卄卜　乾薑八卜　桑白皮一卜

甘草三卜　姜三片　或加歸芎生地　水煎服

雞蘇丸

萊菔子五兩　川貝母四兩　蜜丸每服五十丸

第三十五症　經來腹大如鼓

此症經阻二三月或七八月人以為孕忽一日崩下

如血胞有物如蝦蟆大昏迷不醒體瘦者不治體壯
者宜用十全大補湯詳十五症
第三十六症　經來小便如白蟲
此症經來血內有白蟲如雞腸滿腹疼痛只宜推蟲
於大小便出則無事矣宜用退蟲丸
退蟲丸
續隨子五錢　梹榔五錢　大戟五錢　麝香五錢　甘遂三錢
芫花三錢　牽牛五錢　米糊為丸酒下十丸再服
建中丸

黃芪蜜炙乍卜　肉桂乍卜　甘草乍卜　白芍双

共為細末白湯下

第三十七症　経來潮熱終日不思飲食

此症係胃氣不開之故宜開胃投以鴨血酒將老雄鴨頭頂上取血調酒飲之立效

第三十八症　女子経閉

室女月水初行不識保養歸人不自謹飭用冷水洗手足血見冷則凝滯不出面色青黃遍身浮腫治之不效宜用通經丸

通經丸

三稜分　莪朮分　赤芍分　當歸分　紫苑分

劉寄奴分　川山甲一錢　川芎分

米糊為丸。酒送。

第三十九症　血山崩

此症初起時宜用十灰丸。若久崩者，乃虛弱之故，宜用雞子湯。若小腹疼痛，宜用加味四物湯。

十灰丸

阿膠兩　側柏葉錢　棕櫚錢　蘄艾錢　頭髮一團

百草霜刀　苧根刀　白茅根刀　綿一束當是棉花布

絹一束　俱燒灰存性白湯送下一方加丹皮茜草各一錢

雞子湯　雞脊內之子蔥三根薑一兩共搗如泥用麻油鍋內同炒去渣酒冲熱服加味四物湯詳聞第八症

第四十症　經來吐蛔蟲

此症經來寒熱四肢厥冷大汗吐蟲痰氣緊滿百死無生

第四十一症　胎前惡阻

胎前吐逆不思飲食腹中作痛乃胎前血氣不和之故宜用和氣散

和氣散

陳皮八下　桔梗八下　厚朴八下　小茴香八下　益智仁八下　丁香三下　甘草三下　木香五下　砂仁五下　蒼术四下　藿香八下　水煎飽服一劑即愈

第四十二症　胎前潮熱氣痛

此乃受熱毒之故宜用五苓散

五苓散

赤茯苓八卜　豬苓八卜　澤瀉八卜　白术八卜

水煎二三帖即安

第四十三症　胎前寒熱

胎前瘧疾，小腹作痛，口燥舌乾，乃受熱過多，陰陽不和，宜用草果飲。

草果飲

草果一個　青皮八卜　柴胡八卜　黄芩八卜　甘草三卜

水煎服

第四十四症　腹内孩子頂心不知人事

此乃過食椒薑雞肉極毒等物積胎中又熱天蓋棉被受熱如難過双足亂動胎母俱不安也宜用調中和氣湯

調中和氣湯

大黄刁　石膏刁　梹榔八下　知母八下　黄連八下

柴胡三下　黄柏五下　枳殼八下　水煎空心服後用

勝紅丸

江子去殼油十粒　百草霜一刁　米糊為丸白湯送下七丸子母俱安

第四十五症　胎前氣緊不能卧

此症過食生冷兼有風寒中胃肺金生痰先用紫蘇湯。

紫蘇湯

紫蘇葉八卜 桔梗八卜 枳實八卜 大腹皮八卜 貝母八卜

桑皮八卜 五味子三卜 石膏三卜 甘草三卜 當歸八卜

水煎服。一方有知母。次服安胎散。

安胎散

阿膠ㄋ 茯苓ㄋ 當歸ㄋ 人參ㄋ 生地ㄋ

甘草五卜 小茴香八卜 大茴香八卜 川芎ㄋ

水煎空心服

第四十六症　胎前咳嗽

此因每食生冷又吃椒薑中傷胎熱胃氣不勝宜用五虎湯

五虎湯

杏仁ㄋ　石膏ㄋ　枳實ㄋ　蘇子八卜　知母八卜

桔梗八卜　麻黃四卜　甘草三卜　陳皮八卜　一方有五味子

水煎温服

第四十七症　胎前衄血常從鼻中來

此因傷熱血熱亂行冲腸胞絡只用涼胎之藥不可用四物湯宜用衄血立效散

衄血立效散

丹皮　黄芩　白芍　側柏葉　一方有蒲黄無芍藥

米糊為丸白湯送下

第四十八症

第四十九症　胎前漏血

有雜紅來如經行，應期一至，此是漏胎，宜用小烏金丸。

小烏金丸

海金沙三分　姜蚕半分　側柏葉三分　小茴香半分

百草霜半分　蒼朮四分　防風一分　當歸一分　厚朴一分

旱米爲丸，白湯送百粒。

第五十症　胎前白帶

此乃胎氣虛熱，先白萹豆花炒酒煎服，後用閉白丸。

閉日丸

龍骨一兩　海螵蛸一兩　牡蠣一兩　赤石脂一兩

米糊爲丸，酒送百丸。

第五十一症　胎前赤帶

漏血如豬血水，日夜不止，精神短少，急用側柏葉丸。

側柏葉丸

側柏葉四兩　黄芩四兩　蜜煉爲丸，白湯送百丸。

第五十二症　胎前氣緊動紅

久嗽不止，其紅每月應期而來，日午心熱，氣緊，人人

皆作勞症治不效先用逍遥散退熱後用紫苑湯止嗽二方詳開第四症

第五十三症 胎前動

此因飲食損傷惡血驟來如水不止急用艾膠湯止血次用安胎散固胎壯者三五劑瘦者不治二方見前二十六及四十五症

第五十四症 胎前小便不通

此症名為轉脬急用車前八珍散如不效再服八味丸

車前八珍散

車前ㄹ　白术炒彐　白茯苓彐　川芎彐　熟地ㄹ

炙甘草亻下　當歸彐　人參彐卜　水煎服

八味丸

製附片亻下　山萸肉亻下　丹皮亻下　山藥ㄹ

肉桂木卜　甘草三下　澤瀉亻下　茯苓三ㄹ

一方有熟地、無茯苓。湯丸俱可。

第五十五症　胎前小產

懷孕三五月，或七八月，皆曰小產。若不調治，恐再如前須服益母丸。
益母丸
益母草の又　當歸の又　蜜煉爲丸。空心白湯下。
第五十六症

第五十七症　胎前怔忡

心常恍惚遍熱煩悶乃血氣衰之故宜用硃砂湯

硃砂湯

不落水猪心一個水煎湯一鍾研硃砂一錢調服

第五十八症　胎前腹脹

此因血氣衰弱切忌通利之藥恐傷胎氣宜用大腹皮湯

大腹皮湯

大腹皮ㄋ　五加皮ㄋ　青皮ㄋ　陳皮ㄋ

三

姜皮ヨ

第五十九症　胎前遍身痠懶

此症面色黃瘦不能飲食精神困倦因血不勝難養胎元宜用四物湯

第六十症　胎前陰門腫

此乃胎不運動而致宜用順氣散

順氣散

訶子一個水一鍾煎溫服

第六十一症　胎前下血動胎

壯盛者三五日内即以安胎散救之若形瘦有冷汗
面如灰色四肢無力乃積久之病不治方詳四十五症
第六十二症　胎前脚痛
此乃血氣衰弱下元又虚亦兼風邪宜止血行氣之
劑須用烏藥順氣散詳閙二十二症
第六十三症　胎前中風
牙關緊閉痰氣壅滿不知人事因食生冷兼坐風中
而致先用黄蠟膏
黄蠟膏

枯礬　黄蠟　麻黄　各等分為末共鎔化擦牙

排風散湯

麻黄〥卜　白术八卜　防風八卜　甘草八卜　川芎八卜

茯苓八卜　白徉皮八卜　獨活八卜　當歸八卜

姜三片　棗三枚　水煎服

第六十四症　胎前癱瘓

此症手足不動乃胃脘有痰住血氣而致宜用烏藥

順氣散詳二十二症

第六十五症　胎前腰痛

此乃血虛蔭胎不能養腎腎水不足所致宜用猪腎丸

猪腎丸

猪腰一对　青鹽の厶　入腰子内蒸熟焙乾爲末蜜丸空心酒服

第六十六症　胎前頭痛

此乃寒邪入腦陽氣衰也宜用三帖芎芷湯

芎芷湯

川芎个下　菊花个下　白芷个下　白芍个下　藁本个下

茯苓个下　甘草三下　石膏个下　姜三片

二四

水煎服如不止加細辛八分如有頭痛者不速效

第六十七症　胎前泄瀉

此症隨治之再宜臨症斟酌春宜服平胃散夏宜服三和湯秋宜服藿香正氣湯冬宜服理中湯

平胃散

茯苓　炙甘草　山藥　廣皮　各等分煎服

第六十八症　胎前心痛不可忍

亦因胎氣不順宜用順氣散

順氣散

草果（一個）　玄胡（八下）　五靈脂（ヨ）　没藥（八下）（半錢）（時服）

第六十九症　胎前忽然倒地

此乃血養兒胎，母少精神，承胎不住，以致目花眼昏，一時倒地。不須服藥，只宜飲食補之。

第七十症　胎前大便虚急

此因脾燥，大腸澁滯，只宜理脾，通大腸，不可硝黄二味下之，宜服枳實湯。

枳實湯

枳實二兩 水二鍾煎七分不拘時服

第七十一症 胎前遍身搔癢出風瘴

此症有風不可服但用樟腦酒洗之

第七十二症 胎前陰門甚癢

此症有孕後房事不節陽精留蓄因而作癢宜用川椒白芷湯

川椒一兩 白芷五錢 水煎服其渣湯洗之

第七十三症 胎前乳腫

兩乳腫痛作寒熱名曰內吹用皂角一條燒灰存性

酒送下。立愈。

第七十四症　胎前咽痛

此風寒攻下咽。胃有痰涎。宜去痰化寒。用升麻桔梗湯。

升麻桔梗湯

升麻个下　桔梗个下　甘草个下　防風彐　元參彐

水煎服。

第七十五症　胎前消渴

此乃血虛。三焦火熾而然。宜用四物湯加生地川柏。

或六味丸

第七十六症　胎前耳鳴

此乃腎虛宜用豬腎丸詳六十五症

第七十七症　胎前不降生臨産水乾

孩子不下可用益母草生其水水至胎下若閉不生者死

益母草散

麝香下　白芷ヨ　滑石ヨ　肉桂八下　益母草三ヨ

水煎服

第七十八症　秘傳難産奇方

用高墻蛇脱一條要頭向下者佳瓦上焙乾為末一錢加麝香三分乳調為膏貼臍上即刻産下不可久貼

第七十九症　胎衣不下

此因身弱血少水乾而然宜用芎歸散若衣在胸膈者難治若在小腹用破靈丹若婦人面色青黄口舌黑指甲青此子已死當用朝爛散打下死胎以救其母若指甲紅色者其子猶生不可輕用

芎歸散

川芎五 當歸五 益母草五

取汁。和老酒煎服即下。

破靈丹

紅花叉 蘇木夕 老酒煎服。

第八十症 産後血氣痛

此乃餘血不盡，腹中作痛，遍身發熱，惡血在腹當去。其血。熱自退矣。宜用紅花當歸散。

第八十一症 産後血盡作痛

此乃虛痛若有潮熱亦是虛潮宜用四物湯加烏藥
小茴香乳香沒藥五靈脂詳二十二十一症

第八十二症 產後咳嗽

此產後傷風咳嗽也宜用小青龍丹

小青龍丹

乾薑五分 五味子三分 杏仁去 甘草五分 半夏錢

薑三片水煎服

第八十三症 產後惡血發熱

此乃內傷外感之症 方未抄全

第八十四症　產後子宮突出
用鯉魚燒灰存性調青油搽之
第八十五症　產後惡露重來如流水不止
以致昏迷倒地不知人事此乃生產一月夫婦交媾
搖動骨節因而血崩急用金狗散立效詳第七症
第八十六症　產後瘕瘕突出
先用連翹散後用黄蠟膏方詳六十三症
連翹散
連翹ㄗ　炙芪ㄗ　花粉ㄗ　防風ㄗ　梔子ㄗ

甘草卜　水煎服

第八十七症　產後氣急或泄瀉氣緊不止煩熱口渴此乃內虛外實必死之症

第八十八症　產後舌黑如塵口乾絶無津液此乃必死之症

第八十九症　產後譫語又水瀉此乃惡血攻心上盛下虛必死之症

第九十症　產後吊陰　方詳第十七症

第九十一症　產後浮腫　方詳第三十症

第九十二症　難產奇方

用老鼠腎一對加麝香三分搗爛分作三丸好硃砂為衣白湯送下一丸男左女右捻出若死胎頭上頂出屢經試驗此丹用清水洗净尚可再用一次

又方　金毛狗脊一個銼碎酒水各一盌煎成一盌用密布濾净乾後服甚效子母俱安或不飲酒只用水煎亦可

附方　產後血氣痛用益母草一兩當歸五錢丹參三錢服一劑永保無虞

第九十三症　難產方

用伏龍肝五錢鍋臍對下泥用酒送之立下其藥由兒頭頂出如不能飲酒白湯送下

第九十四症　難產及子死腹中

此名龍虎散用敗龜板一個醋炙蛇蜕二條頭尾俱全新瓦焙乾蟬退四十八個頭足俱全新瓦焙乾婦人亂頭髮一團皂角洗去油火煅存性滑石水飛過二錢共研細末磁罐收貯黃蠟封口每服二錢老酒送下不能飲者白湯下立刻產生如有益母草煎湯

送下更妙

第九十五症　產後百病仙方

熟地四錢　白芍二錢　白朮一錢　茯苓炒三錢　麥冬去心一錢

杜仲炒一錢　續斷二錢　益母草八分　牛膝　薑炭五分

蓮子十粒　燈心一丸水煎服

第九十六症　難產

或橫或逆或血海乾枯以致孩死不下急用皮硝二錢壯者三錢或寒天加附子煨去皮臍三五分用好酒半鍾童便半鍾皮硝煎三沸溫服神效無比

又方

歸尾錢　苦參錢　百草霜炒錢　牛膝錢

細磁屑三下　水一碗煎半碗熱服庶產母保安矣

第九十七症　產後惡露不盡

或胎衣不下腹中血塊凝滯作痛急用大黃一兩為末好醋三升同熬成膏丸如桐子大溫醋送下

第九十八症　產後

產後三日牙關緊閉眼目直視四肢厥冷急用炒黑乾薑五錢水煎沖入童便溫服

第九十九症　產後乳汁不通　宜用源泉湯

源泉湯

當歸八錢　川芎二錢　木通三錢　通草二錢（土炒）　瞿麥一錢

麥冬一錢　龍骨一錢　王不留行炒（生）各一兩

共為末。每服一錢。溫酒調下。再用豬前蹄煮湯

淡食。乳即通矣。

第一百症　產後心悶不知人事

羚羊角燒灰。以東流水調服一茶匙。即安。

第一百一症　產後陰門腫痛

用蛇床子二兩水煎頻洗腫消痛止

第一百二症　產後陰門痛極不可忍　宜用

桃仁泡去皮尖炙存性研末塗之

第一百三症　產後陰門癢極不可忍　宜用

花椒三粒食鹽五錢研末摻上

第一百四症　產後血枯

陰門生瘡癢不可忍用猪肝一具白水煮熟照陰門之大小切片每片摻杏仁末一分白礬末一分用棉線一莖穿入猪肝內捺入陰戶過一宿其蟲死入肝

内即愈

第一百五症　産後大便不通

氣緊坐卧不安用麥芽為末酒一合調服即通

第一百六症　産後大小便不通　急用

熟地一兩水煎服立通或飲牛乳二三日亦可

第一百七症　産後口渴

用蓮子心二錢研末滚水調服

第一百八症　産後兒枕作痛

此乃惡露凝滯宜用山查二錢炒黑沙糖五錢煎服

第一百九症　治婦人血崩方

熟地五錢　當歸三錢　白芍三錢　阿膠三錢蛤粉炒　荆芥炒三錢

地榆炭五分　水煎服

第一百十症　婦人產後血暈不省人事

眼黑耳鳴口吐涎沫手足瘈瘲宜用

當歸三錢　川芎三錢　炒荆芥三錢　水煎加童便一

鍾服即安

南陽醫案

〔清〕葉天士／撰

提要

《南陽醫案》，清代名醫葉天士後人據葉天士生前所記醫案纂録而成。清徐康壽抄本。南京中醫藥大學圖書館藏。兩卷。書號：酉一三/五-四。破損抄本已由南京中醫藥大學圖書館修復，原書高二十三點五厘米，寬十四點五厘米，經修復成金鑲玉後書高三十點一厘米，寬十九點三厘米。無邊框，無界行。每半葉九行，行十七至十九字。文中有徐康壽所加句讀。文末有徐康壽之跋與印。

葉天士，清代著名醫家、四大温病學家之一，名桂，字天士，號香岩，別號南陽先生。江蘇吴縣（今屬江蘇蘇州）人，祖籍安徽歙縣。約生於清代康熙五年（一六六六），卒於乾隆十年（一七四五），享年八十歲。因其高祖葉封山從安徽歙縣藍田村遷居蘇州，居上津橋畔，故晚年又號上津老人。葉天士十四歲喪父，從學於父親的弟子，因其天資聰穎，且能觸類旁通，不到三十歲就身負盛名。葉天士生前傷病盈門，忙於診治，無暇親筆著述，但留下了不少醫案記録。這些記録由他的門徒和後人搜集、整理成著述，其中包括《温熱論》《臨證指南醫案》等，記載了其在温病學上的突出成就，概括了其對温病發展階段和傳播途徑的施治綱領和診斷方法等，對後世醫學的發展影響深遠。徐康壽，上海名醫，清末、民國年間人。

《南陽醫案》收集葉氏診療醫案三百〇九則，所載病種豐富，又有側重，尤多見於温病，輯録了葉氏對中醫温病等的獨到見解，對前人方證的批判引用，以及其豐富的診療經驗。其中咳嗽、失血、虚損病證類九十三則，内風類二十一則，逆瘤痛、消渴、腫脹類一百二十一則，暑濕、瀉痢、腸紅、脱肛類七十四則。醫案案語簡明，内容未經選擇修飾，深樸可珍，自成一派。所記處方方藥精煉，一方中用藥六至八味，超過十味的藥方較爲少見，藥味雖不多，但選藥嚴謹，是以藥方結構獨特；多選用性平、常見藥物，甘味藥最多，甘平、苦寒、性温次之；不僅如此，藥方上未記藥量，但注重湯丸并進。《南陽醫案》記録了葉天士獨具特色的臨證經驗和用藥心法，是從事中醫臨床診療的珍貴參考資料。

《南陽醫案》初纂四卷，未刊抄本，爲古越何氏所藏，後遺失一卷，清吴子音（字金壽，江蘇笠澤（今屬江蘇蘇州吴江）人）纂輯補全，道光辛卯（一八三一）再爲續刊，見於《三家醫案合刊》。南京中醫藥大學圖書館現存爲徐康壽乙丑年（一九二五）抄本。抄本未見著録於任何書目，南京中醫藥大學圖書館二〇〇二年於蘇州古舊書店購得此抄本。（蔣小峰撰）

目録

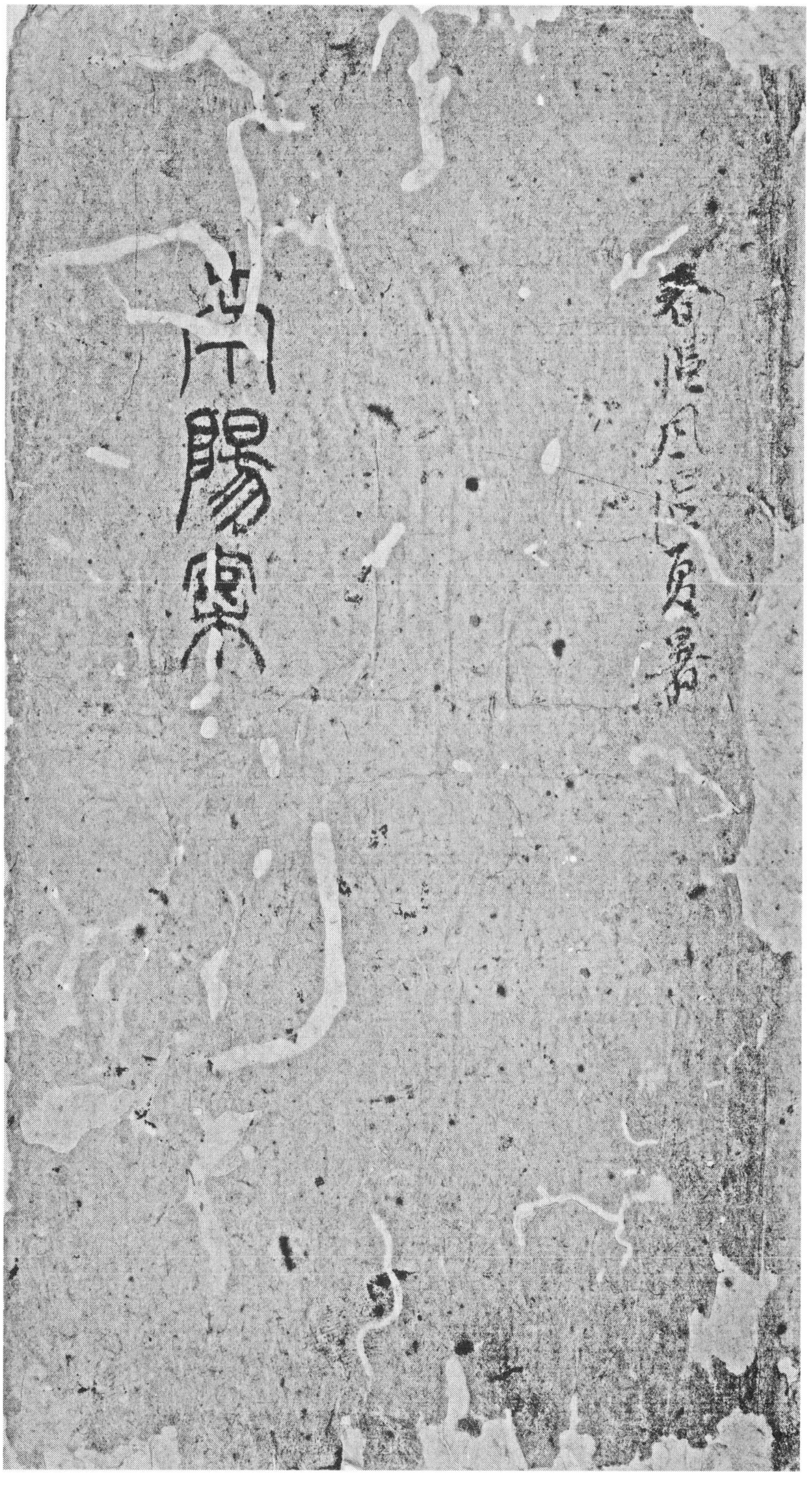
南陽案

暑疫

痢　[illegible]

痰飲　喝　痰　水腫　[illegible]

瘧疾

癰疤　痔

南陽醫案卷上

春温

○風温不解○早涼晚熱○口渴舌紅○熱邪未清○陰液已衰○胃汁耗則不知飢○宜生津和陽以甦胃○

黄芩　白芍　青蒿　鱉甲　烏梅　橘紅

○濕邪内伏○潮熱自利○暮甚於晝者○秉年陰氣淺也○仲景於春三月瘧痢○内應肝膽○倣以黄芩湯爲主○桂枝春温正治○春屬風木○内應肝膽○故也○祀○爲○嘔○下○泄○泄○能利○（三下置）

黄芩、白芍、淡竹葉、木通、杏仁、甘草、

溫邪深入。呼阻心中熱悶自利。三焦皆病。恐熱深欲厥。

黄芩、白芍、黄連、烏梅、淡竹葉、杏仁

風濕不解。肺氣不利。寒熱汗出心血。更有惱怒肝逆。内外兩因之病。爲左右立法。挂即升降法也。

鬱金、杏仁、鈎藤、丹皮、黑梔皮、瓜蔞皮、生米仁、

蘆根汁。

風溫入肺。肺氣失降。鬱蒸熱聚。咳痰卧不安靜。高

年積勞之體，最宜甘寒清燥，所謂風溫，涼潤而解。

南沙參　麥冬　甜杏仁　玉竹　桑葉　竹葉　甘蔗汁　梨汁

左脈實搏，陽不潛伏，咳吐涎沫。

生地炭　炒麥冬　阿膠　炙草　雞子黄　生白芍

跗上不應，即當固下，此陰傷之溫邪重耗

六液也。

以溫陽達，氣以噫。

枇杷葉　金石斛　茯苓　沙參　桑葉　杏仁

外寒、内熱，溫邪氣逆爲咳。
桔梗 法夏 桑葉 杏仁 橘紅 厚朴
濕邪咳逆，上氣溫溫。痛爲輕，秉消咽逆爲重。
茯苓、淡苓 竹茹 鬱金 鈎藤勾 新橘皮 白
風濕、身熱，陰弱則暮甚。忌葷，清理爲安。
蔞枳 淡苓 杏仁 象貝 白沙參 淡竹葉
陰虛風溫咳嗽。
沙參 玉竹 茯苓 甘草 炒麦冬 生扁豆
脉大，咽乾、痰多、咳甚，食下腹悶。此風溫久、心勞倦內

熱，津傷液燥也。

玉竹　麥冬　桑葉　生草　白沙參　甜杏仁

甘蔗汁　梨汁

風溫入肺，咳嗽脈堅搏，夜臥汗出，陰分先虧，兼多失血，大忌發散。若氣從溫邪，當甘潤而解治。

玉竹　沙參　桑葉　杏仁　甘草　麥冬　大米湯煎

肺痹，脘中及脇痛自利，清竅是以溫邪並相搏，諸氣滯於宣降，擬開手太陰法，以滋氣化，得小便利可安。

枯芩　蔞皮　鬱金　桔梗　桑葉　橘紅　杏仁　蘆根

一 葉醫案

風溫輕恙，誤汗表疏，形寒自汗，宜進建中法，以和營衛，繼進參芪補劑，則表裏自然安適。

桂枝 白芍 甘草 飴糖 生薑

昨進建中法，因形寒汗泄，一以護衛，一以和營，今進金匱麥冬以甦津液，得胃陰稍振，然後緩商進補，庶幾營衛不致偏勝之弊。

北沙參 炒麦冬 生白芍 生甘草 水梨汁 甘蔗汁

溫邪勞倦，經月不復，津虧，潮熱無汗。

北沙參 炒麦冬 知母 石斛 杏仁 甘草

風溫入肺，肺先傷。氣攻上焦，清空之液淡散，則犯溫邪劫津，故口渴。氣逆不已，頭痛而嘔，胃絡受傷矣。

桑葉 杏仁 象貝 馬勃 蔓荊子 牛蒡

面浮咽痛。溫邪未解。輕劑苦辛涼法。

桑葉 連翹 白沙參 牛蒡 通草 滑石

外寒復熱，熱止才睡，夜寐則多汗，惜食不欲，嘔。此肝陰久虧，陽獨上熾。風溫乃是客氣，多延漸為大虧知。

桂枝 黃芩 白芍 牡蠣 烏梅 大棗

冬月熱伏於内，春令風溫入肺，引動宿昔伏熱，營衛流行，邪干而鬱，遂致寒熱四十日，手形神消瘦，入夜尤甚，便溏綿綿不尋，咳咳則喘促，氣之逆也。經稱陽常有餘，陰常不足之旨。於讀經方，病右脈溫手太陰屬土，匪王爲之所，若清痰消食，若寒通便，方藥皆從傷腸胃求而合當至理。倘氣閉塞寒慢驚，不足久延，元傷萬難調理，久而失治，肺液日枯，氣失清降，又恐肺脹喘促諸證，擬真人葦莖湯宣通氣血，以祛伏邪之意。

千金葦莖湯

蘆根　東瓜子　米仁　單桃仁

心營肺衛爲溫邪留於氣血流行與邪相遇搏激遂有寒熱如瘧之狀久久形神羸瘦久延經月遠則恐其成聾再延必死此方多進若藥消潤胃而又慮其倒急清氣熱以通營衛使溫邪無容留之地寒熱可冀其止至於瘧然後開胃九成而肺金自今要非藥餌強截之謂也　桂□　湯

桂枝　石膏　知母　粳米　甘草

風溫不解頻發嘔吐宜瀉滲以利熱自罷

米仁 滑石 桑葉 象貝 杏仁 通草 蘆根

溫邪上混，心痛氣喘，治在手太陰，濁容痰熱太盛，苦辛為宜。

連翹 花粉 黃芩 杏仁 橘紅 白蔻 枳實汁

梨叶金汁

風溫已化燥，治在氣分。

桑葉 沙參 玉竹 杏仁 甘蔗汁

風溫如瘧，煩倦，乃內熱水虧。犀角地黃湯

犀角 生地 白芍 丹皮 知母 澤瀉

風溫入手太陰，上焦氣鬱熱聚，咳喘口渴，脉右大，稍有身
熱，痛，脉右搏，防失血。
桔梗　杏仁　桑葉　梔皮　鬱金　米仁

溫邪由上入厥陰，陰陽津液交虧，舌卷囊縮，神識昏昧，肯發
為厥痙，擬救逆法。
桂枝　蜀漆　龍骨　牡蠣　白芍　早
此即傷寒論桂枝去芍加蜀漆牡蠣救逆湯

濕邪久伏，脾胃不和，口渴，上下陰竅不司約束，以致
濕入腸胃，擬苓芍湯治之。
茯苓　白芍　厚朴　藿香　查肉　木通

溫和利肺胃通降法

竹茹　杏仁　桑葉　木通　淡竹葉　淡

六溫肝腸之填補目暈厥紛紜，如此理，但禁食

通便則風內大動，遂時清心之宜，若治熱熄風

兼俟其進

川連　羚羊角　青蒿　烏梅　生白芍　[illegible]

積勞飢飽驚恐，全是心傷，當春仲大氣發泄，腰痛

足冷，已現下虛，本病又兼肝降，陰陽自復自利

洩瀉，神呆不語，脈細促，容晦暗，少陰症　重損有昏

自來恒虛，人胃虛，面[illegible]脾胃，論[illegible]下焦

諸厥脫之慮，非忽視之證也。

熟地炭　當歸炭　龍骨　土炒　炙甘草

左脈堅數甚，右脈不語，得飲微嗆，微咳。此經作而然，
少陰之竅涸燥，熱蒸之冒，即中厥之漸也。再審
怕面赤神昏之象，襄脫耶。

生地　天冬　知母　川斛　萸肉　遠志　茯神　蔗汁

冬藏勞損，身不藏，當春深甚，復溫邪乘
邪入陰，寒熱汗出，不納穀，脘中不悶，不歸胃之氣
運，則眠咳痰。病屬陰虧，恐難萬全。

人参 茯神 旋覆花 代赭石 木瓜 粳米

夏暑 附溫、時疫

暑溫丑

氣之口

見以合承

可無苔

先天傷

阿之寸

言命脈注

後之頭

劉簡皮

傅書河

此參見

本係勞倦氣虛之體，當此暑熱之時，口渴而發竟

起初邇須而氣短身熱，濁之氣傷氣之亂熱迫胃

津日耗陽升不寐，吮之口乾，舌板齒燥，剝唇昏冒

知其寒生津之氣亦宗至理

人參 知膏 知母 便 竹葉 水 麥冬

六人以病之濕之熱多於濕暑月 人無感冒胃胸如

濕熱爍者暑筋急章強藥取 清隆細 益氣

其節參上無而類此議

共八連、烏梅、木瓜、黄芩、白芍、

長夏脾胃主乎氣，偏於暑濕之氣，口入臍系，入中宮。脾胃受此氣一發，也進氣機呆鈍，清濁失職，營道於中，因火內擾，濁液不降，心中熱惡心，飲食起卧，目旋欲暈，形體疲倦，吾知其熱火飢，飽則損脾，旋發，飴致其不設，吾醫而爭居調護工夫，自濤解，雖免小愈，而病終反覆，再無復元之日，吾人四時相其之氣不知最深德及此

人参　黄連　生白芍　炒金汁　烏梅　[illegible]汁

醋炒半夏

暑熱由中而發，而外未發，而未發　初診

黄柏　黄芩　橘紅　木通　木瓜　薏仁　桑白皮

暑熱消爍胃汁，口渴不已，制木和胃　二診

麦冬　橘紅　白芍　烏梅　木通　川柏

暑風引動舊症，腹痛便溏，脈弦　三診

香薷　桔梗　橘紅　杏仁　木通　川貝

暑風未變成咳，欬唾痰涎，氣喘不止，受病[illegible]

不明之道，乎初道邪，善病必先發散，清氣得通，病也

霧露之氣，發泄之處，更通之使之理，以司鼻受者。

寒熱停食不相侔者。次診

藿梗　朴　黄芩　厚朴　蔻仁　一

暑邪在清空，諸氣熱蒸，痞結氣阻，青腑熱。三診

淡芩　杏仁　鬱金　川貝　竹葉　連翹

潮熱口渴，欲得冷飲，胃熱津液，故發疹，疹之不透盡

其邪理，進清熱通營衛。四診　桂枝白虎湯

桂枝　石膏　知母　粳米　甘草　麥冬

熱傷肺氣，煩渴不解，但暑病忌下，尚宜　生津保

竹葉石膏湯

□先生　裁方　五診

此仍主胃，三先生循四前識其主治……

竹葉　石膏　人參　甘草　麥冬　粳米　竺竹

氣溢劫津，煩渴少寐，則心虛象也。況咳嗽不已，肺氣大虛，益氣生津，諒亦可爲。向以拘宿垢，不下交通也。

六診

人參　茯苓　木瓜　麥冬

暑熱傷氣，月前下泄，泄瀉則煩倦。面腫，夏月正在之氣泄，當治從之。

人參　麥冬　石斛　茯苓　煨葛根　小川連

五味子　澤瀉　正氣散

病溼風不解，口乾，脘痛，熱渴而嘔吐結。

藿香　厚朴　青皮　白术　木瓜　半夏　花粉

暑病風暑挾氣症侵。

茯苓　通草　橘紅　杏仁　絲瓜葉　益元散

潮熱，耳聾，汗出，神識不清，脈細數，下重，大便未爽，十熱

病脈神若茫茫，怕生，昏厥，在邊，……寒……故也。

擬溫脈法　復脈一名炙甘草湯　甘草　生姜　人參　桂枝　麥冬　阿膠　麻仁　大棗　以……同煎

人參　阿膠　麥冬　甘草　麻仁　大棗　去生地桂枝加……

熱不解無汗

脉右弦中痞。暑邪入裏。三焦俱病。脘中

病不在表可知矣。以治法於辛涼方治。

黄芩　草菓　金石斛　花粉　杏仁　桔梗　橘皮白

病不外透。火鬱於肺。則喘。口渴頻頻。風邪已化。况

發至如聾。由既屢此象。辛涼解利鬱邪。從內經夏至後

為病暑治。

紫菀　杏仁　黄芩　桑枝　牛蒡　木通　蘆根

連翹

頭脹脘悶。煩渴喜飲水。下咽則嘔。嘔出無寐。小便不

此河間直傳河間三焦之論非湯用書發借刻劃分者也

溏不與此暑熱從口鼻入，亦犯走三焦，清濁為阻，胃第八

行，是以發此清導，毫無取效，徒令胃汁亦已涸，煩

不已，治宜甘寒口陽。初診

黃芩　花粉　半夏　杏仁　竹茹　麻仁　鬱金汁

加竅汁

暑熱日深入血中，漸漸血熱，汗泄身涼，汗泄形瘦，左搏

連連嘔逆，厭棄飲食，而上下枝消，食多呈嘔，故每日汁汁之物

幾乎傷觸馬，有霍亂之證，意有瘀，傷寒句日不曉飢

然竟有諸也。次診

竹茹 杏仁 前胡 鬱金汁 犀角 丹皮〻〻 連翹

病勢依然。三診

犀角 生地 桑葉 白芍 丹參 黄芩

熱深〻〻至於動血。血〻金象。至乎養胎。胎〻邪熱〻襲胎

元難〻固。因此變〻而有諸。況此〻家。家歡〻〻。恐胎〻以脘痞潮熱

為病。發。若徒攻病。置治氣於〻胎於不〻也。

黄芩 白芍 黄連 枳椇 知母 金汁

脈〻左數下重。熱入血中。恐胎元難保。如云熱煩等〻、六星

陰陽。太僕。太僕云寒〻〻寒。星等水〻。當益其〻〻〻

太僕即王太僕也

血又一廿二應痛出，年長者，齋後若有，佐以酌
法。五診
黃芩　白芍　黃連　知母　元參　白
脉形细小搏数。舌刺肌燥。小溲赤涸。遂行宽。食粥
乃止。胃氣已至，惡有痰症。清熱。止胎。孕。主而養胃
兼之六診
黃連　知母　大生地　元參　麦冬　條芩
心中熱。舌生刺。暮熱須發。昏昏難[illegible]。勤少[illegible]一團
氣熾。陰傷。胎元未定。胎穩。保。步頻頻叮嚀。[illegible]　參　如麦

以王晉三先生有古方選注

許何與王先生丁〻議他證七診

生地炭　天冬　知母　沙參　茯苓　川斛

陰虛之體，過勞又氣泄，素元氣受傷，神倦不耐煩勞，後因外邪竊踞中宮，延及胃不知飢，口〻，口苦，惡心，或噯氣，腹鳴，微痛，豈非病在中焦，延三焦俱困，恐有遺疾之患，宜分利極之，可安，進溫膽法治之。

竹茹　烏梅　半麯　廣皮　金石斛　木瓜　薏仁

煩渴耳聾，但飲無度，飲之〻，捫腹痞脹，暑熱內鼻

入三四受濕營衛不和不成寐日晡半月以一
陰陽其應之斑發厥
桂枝　白芍　白术　甘草
冒暑伏邪引飲過多脾胃受傷是濕遏氣抑鬱不和
主於轉遂痞悶欬嘔右以大順散溫中下氣爲治
杏仁　茯苓　半夏　厚朴　桂心　乾薑
脈形暑起胸之痞滿逆之中下氣似乎悶煩欲動知陽
微之氣結有形非真邪常事者所致也見不用寒涼
之胃以犯人之三焦霍亂陽氣不足　之裏溫

有形便是濁陰。内經云：諸痛為實，實下者熱，
交迫。理宜外寒，然飲涼茶瓜果，此與寒入脘，未能
即為悲書。因果傷陽氣所致，津液不運，則汗時渴耳。
驗舌，未必定以寒。宜以辛香開氣，少佐甘寒，可以
醒俱，可以宣濁。下不布，病機自減。尚須擬服如何。次診
厚朴　半夏　杏仁　雞金　茯苓　以皆金汁
病勢稍減矣。宗参
金鈴子　黄連　茯苓　半夏　木枝
病減七八，胃中清氣未運，濁未得布中，故口渴舌赤。

豈旱熱火常、梅餅[illegible]津。午後進四劑一次

人參汁　鬱金汁　桔梗汁　烏[illegible]汁

湯露體濕百[illegible]毛氣。月湯不納[illegible]　竅不和。都胃

病矣。法宜鎮逆理[illegible]胃[illegible]陽土。氣下為

順耳。初診

人參汁　代赭石　丸[illegible]　茯苓　黃連　[illegible]

脉微。陰濁上僭[illegible]治之。次診

人參　附子　茯苓　白[illegible]　生[illegible]

[illegible]武法[illegible]　脘中[illegible]有飢意。為陽[illegible]經[illegible]　[illegible]濁[illegible]

法即當溫養太陰，使脾陽鼓動健運，則安矣。設安治。

用治中法。三診

人參　茯苓　炙草　陳皮　白术　木瓜　益智仁

病為氣機之氣，必由中而下，屬肝者也，蓋中濁，且在下降。

所以痛躁，得矢氣則泄之，而衛流行，而痛減，究竟裏熱

尚未全清，六腑由此傳之，而通之，腸裏深，泄之，都

今身氣不利，陰陽不和，痛身熱，陰陽違，法當酸

苦之屬，以泄其熱，而調理不周，久痛為甘和或

胃氣為先，因此補中，是曉者。初診

川楝 白芍 黄連 山查炭 黄芩

邪勢未清，病勢仍然。次診

竹葉 黄〻 〻〻 〻〻 白芍 〻 烏梅 湯涼服

瘴癘。陰氣獨發。從一〻汗〻。三診

青蒿 黄芩 知母 白芍 丹皮 查肉

表熱〻入裡。腹痛瀉下日〻明，呈濕熱內〻 作服日 真氣

不之宣暢。診得脈堅，專〻眠臥霞晴。神〻見收。年久

延。愿有風搖之癥。見微之順西〻〻二焉。議。若識

大〻中。佐以輔〻為治。條高明體認〻〻之

烏梅 白芍 川連 炒豆 藿香 人參

暮夜神躁。邪在陰分，知陽中痹痛。氣滯血滯之意。未必悉由飲食所化。拙擬酸苦泄熱，非獨血中之熱也，又使裏參以射之。查以宣血暑熱五月之法。前代張鳳逵彙集暑門，中明熱由口鼻道而傷氣，胃受辛散苦寒必濟以酸味，今之醒胃之妙，以做其法句惑。五診

張鳳逵有傷暑全書敘，及草藿庚申之歲已行，烏有悟歟

人參 烏梅 黃連 白芍 桂枝 川楝

久痢之體，右三部弱拙，未見全然，因濕熱氣所蜀中

不升不降六節宜先上下相濟

上芪　懷藥　川斷　杜仲　建蓮　芡實

潮熱耳聾〇六脈陽虛〇今寸脈空大　寸不滿〇者上損

昔〇形枯木槁〇豈是實病　治以扶濕〇健脾胃病治〇

人參　茯苓　益智　廣白　炮薑　澤瀉

脈浮而濡　如右緩〇夏秋之氣從〇口鼻入由〇膜原以走布脈

絡〇是時水穀腸胃　助熱之氣〇經謂為濕勝則腫〇熱勝則痛〇

所患著右〇脈反左甚〇病在其利之〇何血分〇矣〇經云陽

明之脈束筋骨以利機關〇膝痛夜劇〇陰分不舉〇此在

濕飲。右穉九竅不利,多屬胃病。水穀氣乃滯,宿留氣分,
傳中。外相搏。痺而不通,前思若泛泛焉,以宣之。宗河間
法以俟倫攷。

滑石 石膏 寒水石 二 防己 萆薢

用晚蠶沙一兩,煎湯代水。

脉沉目黃。肌喘,滲汗,脘悶脹,小溲熱澀,大便緩,少頃須
按:病九日,一日百□。□阜山之邪由□ 按:三焦不通,宜
伏暑霜降而發,其病爲重。

茵陳 厚朴 茯苓皮 杏仁 通草 草菓 鮮菖蒲

夏令伏邪至秋深而發，發而不解，繼又淫瀝，此屬裏證，與暴感不同，所以表散和解不能見效。病有口渴，脉細搏如弦，自一旬以來，水穀不入，渴苦飲！中遺洩，此火熱迫蒸，陰分失守，若柔煉則汁液日枯，日熱之火病，醫不以河間三時法則，三焦直以逐邪，昧於秋事，即陶菴陋習，宜亦菴。不已，若不急為治，治久延虛弱之途，古人所謂因病致損也。

米炒麥冬　棗仁　烏梅　白芍　生地　炒丹皮

陰陽兩為病傷，熱邪深入三陰，陰液涸盡，逐之至不可

此屬至危，愚從其諸醫與散消導者[illegible]邪今切
燥陰陽。仲景云：凡元氣消傷者[illegible]可與甘藥，倣
此治之。炙甘草湯全方
炙甘草　生薑　桂枝　人參　阿膠　生地　麥冬　麻仁
大棗
少陰中暑，陰液已涸，舌痿卷縮，齒板燥，咽乾，多咽食瓜
腸滯大下，[illegible]之證屬火，熱以圖治，勉擬
竹葉地黃湯
生地炭　丹皮　麥冬　知母　山藥　白芍　澤瀉　竹葉

夏令伏熱，至秋而發，曰伏暑。陰氣先傷，陽氣獨發，謂也。右脉搏數，胃汁受戕，暫忌厚味甘溫，以養胃內熱自罷。

搽竹茹　生白芍　烏梅　知母　麥冬

此濕溫也。濕着關節為痛，濕阻氣隧為痞悶，濕留腸胃為下利，並蒸則裏熱口渴，是以畏見日光，積勞之氣大傷腸胃，營陰耗損，嚴重而兼六淫之邪，頗為重證。大旨以陽明胃、厥陰肝藥之。

蒸烏梅　川楝子　槐花　半夏　廣皮白　白芍　桔梗

黄柏

疫邪三焦兼受。營衛失度。神霿而昏。

犀角　元參　神麴　金銀花　川貝　鮮菖蒲

熱邪深入為厥。陽氣不通。冲昏。病經多日。入血。況臍

堅满乎。仲景云：厥應下。下之利不止者死。凡醎若皆通陰。均

謂之下。不必硝黄。然後為下下。

方未書

熱入厥陰。暮夜更劇。舌本强。有聲無音。為難治之痓病。

羚羊角　銀花　鈎藤　丹皮　生地　六神麴

脉短而神亞，口渴不食，時欲嘔，嘔而下利，背冷，

來身熱汗出不解，時時譫語，防其昏而痙厥，以是熱深

陷入裏。議用[illegible]

茯苓　米苓　澤瀉　滑石　杏仁　厚朴　木瓜　益智

熱濕既減，小溲不利，為因熱久陰傷，津液暗耗，況若寒化

燥甚，以夏至已過，不肯復，老年恐有變。初診

生地　丹皮　[illegible]　茯苓　澤瀉　白芍　車前　牛膝

熱邪雖去，胃汁不復，故不知飢，三時不欲取，為熱痰，議用

導赤散以清腑中餘熱，再進二賢散以滋腑中熱。[illegible]

生地 生草 滑石 淡竹葉 辰砂

日賢散方 塩磚 二兩炙 茶湯調服七八分

火灼。治以醎、若不效。令飲、熱汲津。口舌痛蝕。乃拍涼于胸。

當以參、寒佐以解毒。二劑

蘆根 元參 知母 銀花 麥冬 甘汁 綠豆殼

熱病屢經反覆。交、寒、不今。不知飢。而命、腸枯便濇。

不寐。寢食、不安。唇。口。作。作止。主因苦辛勞汗之。

生白芍 大麥仁 烏梅 冰糖

崔需氏 伏暑。月不解。治年 治紫。呼吸不利。弱短。赤瘦。便私。

濇此皆辛燥苦藥劫盡津液，況兼精濁下淋，熱氣已
深入至陰之界。豈區區清解為治哉。
生地　阿膠　麥冬　麻仁　炙甘草　蔗漿　雞子黃
夏秋内伏暑濕，皆是陰邪。不知衝攻痞散結，其脈小。當
溫中醒陽。莫以滋涼治之。
薏苡仁　五茄皮　茯苓　生白朮　猪苓　蘆皮
暑熱氣蒸，身大熱，熱瀉不止，時邪也。治宜清散分和。
竹葉　連翹　淡芩　木通　牛蒡　查炭
右白灰四肢痙厥，神識少慧，如寐嘿嘿，譫語，成邪

欬閉宜開，但久延月氣已衰。脾臟須輕。輔以養胃。

人參　麥冬　半夏　粳米　鮮石斛　蘆根汁

冬温

先因冬温真氣發洩繼而驟冷氣閉不收此温邪入肺
爲咳肺失降也經象詞云降之氣肺主之而冬令温暖
則藏之源自乏無以入於肝爲風藏氣斜則内風鼓動
乘胃入膈沖咽因上巔陽明中虛其脉不主束筋骨利関
節之用清風閃爍口陂腫痛不降經言風勝爲腫也經
後衝氣冬加上衝於動之地其風由是而旋風
而曰虛則非辛散寒偏劑矣知且身中左升之氣者屬
肝也天人一理左右陰陽之道路也倏升倏降左右側敧

以陰揣尚造偏爲理則[illegible]綿矣佐以風當金爐

桑葉、胡麻、甜杏仁、羚羊角、沙參、玉竹、蔗漿、梨汁、

今年冬溫不藏。[illegible]咳有寒。咳久矣。當此[illegible]邪深入。

宿飲氣火上逆。堵塞清道。不[illegible]喘急之象。不可降也。

擬仿景越婢大意。恐時醫之見不合。存之參攷可也。

桂枝 石膏 杏仁 米仁 塊苓 白前

冬溫咳嗆。胃脘[illegible]痛。

桑葉 杏仁 象貝 紫菀 石膏 蘆根 連翹 沙參

冬溫侵上爲咳。

薄荷　桑葉　沙參　象貝　杏仁　川斛　元米炒益

陰虛不藏○冬溫咳嗽多痰○

桑葉　沙參　象貝　杏仁　石膏　甘草　元米湯煎

冬溫化燥○上焦熱熾○

生地　丹皮　山藥　茯苓　澤瀉　白芍　小麥　雞子黃

溫邪暮熱○日於陰虛陽浮○熱甚多汗不○欲飲水○豈是陽

經爲病○冬令主藏○從脾腎論治○

阿膠　小麥　生地炭　生白芍　炙黑甘草　炒麥冬

容色稍奪○脈形漸細○六和几○欲食○衍之不爲　而自

云熱逆不同飲間有失出之狀此營衛不振當中進

人參 茯苓 乾薑 木瓜 益智 白芍

着右臥稱悬心悶鬲以氣上全降宜補土降逆

人參 茯苓 旋覆花 赤石脂 生白芍 南棗肉

藏亦下虛陽逆上冒胃不知飢齒根突腫巔頂麻痺素

小醫治驟難溫補況今失藏熱邪易入姑擬輕劑鹹

若柔結剛降但取陰陽以得和易為損益調理

黃芩 牡蠣 川斛 姜皮 山查 木瓜

冬溫失藏肝木反泄陽以脈虛血海不按期而至下乃器

不足用大溫之品溫當辛酸甘劑而和肝之陰陽若陰下
走泄不但妨胃更劫耗矣
茯神 炙草 棗仁 白芍 枸杞 桂圓肉
肝鬱之邪內侵形神消爍廢食忘寢臨晚寒熱得
汗而解議用復脈湯去薑加減
人參 阿膠 生地 炙草 [illegible] 麥冬 麻仁 桂枝
白芍
脈左搏右細顴赤氣喘咳夜大便後汗泄竟夕不安冬
溫伏熱陰衰陽首之沉[illegible]在重症

生地炭　炙甘草　炒麦冬　生白芍　茯神

冬温失藏少阴水亏热伏随病传肝内风挟痰燥筋遂牵掣妄言厥阳上升神昏语言不出病名温邪瘈成痉厥者不治之条素以相好勉拟镇肝潜阳熄风

生地　青铅　乌梅　白芍　黄柏　远志

济雪丹迫阴伤饥不欲食宗仲景邪少虚多治以甘药为御

炙草　桂枝　生地　人参　麦冬　麻仁

瘧痢

冬月伏邪，至春發爲溫瘧，汗出不徹，非新感可知。脈虛。先有遺症，宗之耗散，氣和正解邪爲穩。初診

桂枝　白芍　枯芩　草菓　杏仁　桔梗

瘧邪由四末交會中焦，胃獨受其侮尅，故煩渴脘悶不飢。下日去年便溏，陰氣先傷，陽邪未盡，宜苓芍和裏益以瀉木邪。次診

黃芩　白芍　烏梅　青蒿　丹皮　蔻仁

陰瘧，脈沉微，背寒肢冷，食入則脘中痞滿，上陽氣傷極矣

深木旺，恐瘧腫脹。藥宜疏〻，兼理下焦，毋拘祛邪治瘧。

桂枝 附子 人參 梘苓 生薑 大棗

瘧發經月，知其虛，惟由人所應肝膽，其用太過，其體尤虛。所以自覺餒怯。攷仲景凡瘧未瘥期，血氣凝結脇中，必有癥聚，名曰瘧母。瘧母者，瘧邪病根也。鱉甲煎丸主之，使瘀血流通，無容留蘊矣。

鱉甲煎丸

鱉甲〦 阿膠〣 蜣螂〥 蜂房〤 䗪蟲〥 鼠婦〣 葶藶〥

大黃〣 朴消〢 桃仁〢 烏扇〣 紫葳〣 柴胡〥 桂枝〣

乾薑　黄芩　半夏　厚朴　瞿麥　石韋

人參　白芍　丹皮

右二十三味為末，及鍛竈下灰一斗，清酒一斛五斗浸灰，候酒盡半，着鼈甲於中，煮令泛爛如膠漆，絞取汁，内諸藥煎，為丸如梧子大，空心服七丸，日三服。

陰瘧三年不愈○下寒遺溺○

蜀漆　龍骨　牡蠣　桂枝　炙草　炙黃芪

陰瘧久寒○

黄耆　人參　白朮　陳皮　當歸　升麻

柴胡　生薑　大棗　升麻

溫瘧陰傷，足熱陽亢，病發日晚。

生地　丹皮　茯苓　澤瀉　人參　白芍　鼈甲

熱邪入肺，為溫瘧。

桂枝　石膏　知母　甘草　粳米

易瘧大汗而陞。

青蒿　知母　龍骨　半夏　黃芩　甘草　橘紅　丹皮

體虛溫瘧當從和解，發散沉重，從下之，須仿左禁條。

桂枝　黃芩　白芍　半曲　蔻仁　橘紅　花粉　各二

寒熱由四末以迫及胃汁，是以病餘只食少飲，飲即汗泄，當養胃生津，以俟元復。

人參 麥冬 茯神 麻仁 白芍 揀竹葉

去冬咳嗽平，近日腹脹潮熱口渴，乃暑熱深入，為瘧。瘧之金匱云：陰氣先傷，陽氣獨發，為瘧，不必發散消導，再傷正氣，但以生津和陽，使營衛和而熱自熄。

鱉甲 知母 沙參 麻仁 烏梅 白芍

陰虛之體，冷熱失調，為瘧，寒熱重，傷胃汁，嘔吐，似夏至後為病暑，惟宜生津和陽，以冀四肢口勿徒泄苑。初診

知母 木瓜 橘紅 半夏 枇杷葉 金斛

津傷復瘧寒熱煩渴。次診、桂枝白虎湯、

桂枝 石膏 知母 粳米 甘草 花粉

脉弦如双蛔泻脘痞嘔。吐蛔出、上越。此胃氣已虛暑熱復

入三瘧。濁氣乘逆。況病後調養失宜。本虛標實。姑進

止蛔降逆。冀得嘔逆緩而氣道稍順再商。三診、

黃連 烏梅、椒、白芍 乾薑 枳實汁 安蛔丸加減

暑熱未退。胃氣已虛。蛔逆中痞嘔。上涎汁溢呈厥陰犯胃。胃

氣有欲剝之象。進安胃治之。四診、

烏梅 人參 黃柏 細辛 附子 桂枝 黃連
乾薑 當歸 川椒 即安胃丸全方

進安胃法。嘔吐、納食。夜寐神識不寧。晨前寒戰畏冷。七七此寒熱交加。陰陽受賊，能無失散之形。始擬救逆法。鎮攝陰陽。得安其位。然後病機可減。五苓 桂枝龍牡易救逆湯

龍骨 牡蠣 桂枝 白芍 人參 畧

交寅卯而手臂皆冷。脾陽失運。顯以。上午前復。陽旺於日中也。故雖進和劑。脘中亦為不適。議以治中湯健運中焦。使肝邪不復照侮中宮。皆因瘧利之病。

乃由脾弱也。六診

人參　烏梅　木瓜　益智　半麴　香皮　茯苓　澤瀉

瘧後胃虛，客氣湯逆，吐涎沫，進以扶胃泄肝。七診

人參　桂枝　半麴　橘白　烏梅　白芍　龍骨　牡蠣

脉弦遲，形寒神倦，得之憂思驚恐，衛外陽氣暴折，陰

以致不足之氣，得以為張，將有痎瘧，病机宜靜攝護

陽，庶外邪不致深入為害。建中之意

桂枝　白芍　甘草　大棗　飴糖　當歸　牡蠣

形色脉參，俱虛寒，致劫耗胃汁，脘中不[illegible]凡穀，二便皆

覺不甚，從進清涼，恐背中宮更加不用，於是痞尺由。

已示解，必當酸泄兩陽，以甦胃，泄沉寒之濁，恐滋變病。

此系七邪日之間度替，餘日宜三復

次診

牡蠣　白芍　烏梅　蜀漆　桂枝　大棗

病勢已衰，可無變病矣。三診

桂枝　白芍　龍骨　牡蠣　烏梅　蜀漆

脈弦口渴，少陽實熱之象，日以劫津，可與小柴胡湯和以解邪。初診

故去半夏

柴胡　黃芩　人參　甘草　生薑　大棗　白芍　知母

去半夏加知母

脉左弦右濡。寒熱漸早，渴喜熱飲。此乃津日損之久。
尚熾。生津養胃和，以達邪。次診
人參　麥冬　柴胡　黄芩　烏梅　白芍　橘紅　知母
寒熱依然，藥以和中清泄。三診
生鱉甲　炒桃仁　丹皮　知母　烏梅　白芍　草果
又一方
人參　黄連　烏梅　知母　梘參　金石斛
不知饑飽，大便溏泄。三診。寒熱犯中，脾胃不和，未宜
純補，義用四獸飲意。

人參　茯苓　炙草　陳皮　木瓜　草菓

脈濡暴熱。氣衰。元氣歸依。為浮熱。加飢甘穀，囊無留滯。病後調理。兩攝陰陽方。

人參　麥冬　茯神　棗仁　生地　白芍　炙草

但熱無寒。咳嗽微喉。周身疼痛。此為溫瘧，伏邪日久。由肺經而發。宗仲景桂枝白虎湯治之。　全方

桂枝　石膏　知母　粳米　甘草　麥冬

暑月遠行。熱由口鼻而受之，上犯中，分布皆行。故為寒熱瘧疾。當潛薄食物。清肅胃氣。藥取涼解，苦不。或

亦寒生津品可療此案何發散以去寒亦不知口鼻之反

此候後變病

熱與皮膚受寒發汗過以治之不效肆行之補參朮

芪地壯臟中宮肺氣壅閉胃中滿常腫脹自上至下

一身氣机不通張戴人所謂邪得補而勢盛如養寇

狭良之比但病久形羸非合而再為攻逐又慮正氣之

虛痺故改湯為丸〻者緩也使中焦得脾漸之轉運升

降得宣六腑有再通之理則通經脉之氣當有不通

者矣每日進丹溪保和丸

保和丸方

山查 神麯 茯苓 半夏 廣皮 菟絲子

連翹 麯糊丸

洗浴後寒熱。衝陽損。用建中法 初診

人參 黄芪 歸身 白芍 桂枝 甘草 蜜姜 大棗

陽氣發泄。寒熱脉大。次診

人參 牡蠣 桂枝 白芍 龍骨 蜀漆

左數甚。三診

人參 五味 熟地炭 茯神 山藥 芡實

左數。寒熱。四診

人參　炙草　桂枝　牡蠣　南棗

五診　人參　烏梅　白芍　炙草　小麥　牡蠣

六診用何人飲治之。景岳全書

何首烏　當歸　人參　陳皮　煨生姜

八診　鱉甲煎丸

從來通則不痛。通者非疏氣下奪之謂。作通陰通陽訓則可。閲内經論痛。都因寒客。亦很之得有大。氣墜便

不寐。寤是肝陽氣不踈泄。議用[illegible]和體用。二診

小茴香炒當歸。生白芍 [illegible]用参湯送藥進。

九診

熟地 五味 茯神 山藥 炙草 白芍 秋石丸

面赤口渴。脈大而空。勞倦挾虚。不可純作時感治。初診

桂枝 白芍 炙草 生薑 大棗 淡苓

脈空搏。面赤。舌白。消渴。汗出晝夜不止。兩足畏冷。寒熱

漸遲。此積勞陽虚。外邪易畄。本虚標實。治進柴葛加

消導。謂之劫津。仍宜和營主治。次診

當歸 桂枝 白芍 炙草 生薑 大棗

三診

淡芩 半夏 知母 草菓 花粉 枳實 烏梅 白芍 橘白

外寒勢緩。內熱勢甚。此少陽木火迫劫胃汁。脘中津衰。熏蒸痰飲。偶飲水過多。中焦不運。恐為水結。微白痞〻法。不泥其方。以示勿太過耳。四診

鮮竹葉 麥冬 滑石 知母 烏梅 白芍

胃為肝陽擾動。衝氣如呃。熱時煩躁不眠。終屬裏症。法當酸苦泄熱。俾陽得漸和。五診

捲竹葉 生鱉甲 知母 丹皮 烏梅 白芍 茯苓

胃虛熱氣上行。故胃氣塞。當養陰生津。使陽明和則邪清。積勞有年之體。甘寒爲宜。六診 人參白虎湯

人參 麥冬 竹葉 石膏 粳米 甘草 知母

七診

鱉甲煎丸 早七粒 午七粒 暮七粒 白滾湯送下

八診

桂枝 牡蠣 茯苓 白芍 人參 烏梅

夏暑久蒸爲衛氣瘧。熱勝則五心煩熱、咳。故藥宜清

養。自能向愈。甘寒除熱生津為法。

沙參 麦冬 竹葉 花粉 甘草 玉仁

脉霧寒熱，飲少色奪。乃夏秋暑熱為瘧，久延陰傷。木火內灼。喉痛。初診

捲竹葉 炒麦冬 麦仁 木瓜 烏梅 白芍

次診

生地 萸肉 茯苓 山藥 丹皮 澤瀉 鱉甲 首烏

牝瘧寒多。內熱心悸。

麻黃 桂枝 杏仁 甘草 黃芩 米炒 [illegible]

瘧後胃汁損傷，肝陽竊乘，如飢嘈雜，因酸[illegible]太熱（

川連 烏梅 白芍 知母 木瓜 [illegible]半麴

勞瘧不止，肢腫寒多。

麻黃 桂枝 杏仁 甘草 黃芩 牡蠣 雲母石

厥陰之瘧不止，能食。

熟地 茯苓 龍骨 牡蠣 五味子 鹿角霜

陰瘧四月，汗淺下連腫。

附子 白朮 細辛 澤瀉 朝服八味丸

伏暑至深秋，寒熱爲瘧，犯胃之絡，受傷則、吐失血）

竹茹　黄芩　橘红　杏仁　蔻仁　滑石

瘧發二旬不解○寒多熱少○為牝瘧○牡蠣散

龍骨　牡蠣　蜀漆　雲苓　白芍　肉桂　大棗　炙草

陰瘧發於足太陰經○先進柴胡薑桂湯

柴胡　桂枝　乾薑　牡蠣　花粉　黄芩　甘草

瘧後下痢○痢止為瘧○是營衛交損○況色脈並非虛憊○補劑

並進不應○由治錯亂○經云陽維為病苦寒熱○

人參　桂枝　當歸　炙草　鹿茸　鹿角霜

暑風入肺為癉瘧○金匱謂陽氣獨發○[illegible]在素靈○

而邪伏熱氣日久入室血分陰虛陽冒上下之泉皆蒙冒陽
失和不納易痞究竟伏邪未清凡舌辛辣滯清屬禁例夫
上實下虛有客邪留着鎮墜決不應手倣之才輕可去實
徐之才齊梁間人
三條分別氣血以宣之逐之

鮮荷葉汁　竹葉　連翹　犀角　元參　通草

脉如平人但熱不寒煩渴身疼時嘔此溫瘧也仲景有桂枝
白虎一法一劑知二劑已也

桂枝　石膏　知母　甘草　粳米

長齋有年脾胃久虛瘧由四末必犯中焦血液……於陽明半味

辛散以傷胃氣，雖天癸久絕，病邪尋時擾動，絡脈空虛，崩
欲脫。前醫童便阿膠，味鹹滑潤，大便溏泄，豈宜用之。即熟地五
味，補斂陰液，咽湯停脘，少頃欲盡涌出，膩酸濁之藥，下咽未得其
益，中焦先已受賊。議仲景理中湯，血脫有益氣之治，坤土和旋
轉，希圖中流砥柱，倘得知味納穀，是為轉機。重證之尤，勿得
輕視。

人參　茯苓　焦於术　炙甘草　炮姜灰

痰哮觸外邪而發，時不得臥，臥則病甚，多以風寒必客太陽，
體弱內侵少陰矣。若夫暑濕熱氣觸入口鼻，肺易病，乃

鼻竅應肺，是手太陰經受邪，辛涼氣清之藥，上焦肺部，至高之象。上懸。氣味沉重，則藥力下走。而歸部不綫。然夏病入冬。氣候迭更。熱邪久而深入。氣血日被損傷，汁清如膠泥。抜遂如鱉甲煎丸法。如不獨陰精。八脈氣衰。為寒為熱。病形漸延損怯。火升喉痛。上熱緩。以下熱熾。此刻藥難投。柔溫之養。佐通奇脉定議。

生鹿角霜　炒焦歸身　炒焦枸杞　熟地炭　茯苓　沙苑蒺藜

瘕泄下冷熱升。議通攝督任之散越。

鹿角霜　龜版　熟地　茯苓　補骨脂　石脂

久瘧針挑。汗出乃止。經脉邪去。絡脉邪留。脇下遂結瘧母。按之日形高實。四年載痞伏。然能食便通。其結聚不在腸胃。藥之所入湯之所不到。蓋絡脈附於腑之外廓耳。

生鱉甲（另刮去衣）　穿山甲（另炙）　五靈脂（另燒至烟盡為度）　辰砂（一錢水飛忌見火）

麝香（五錢忌見火另研）

右藥各研淨末加入阿魏。一兩同搗和丸飢時服二錢、

積勞傷陽。衰厥動藏。重重內損。其夏伏邪已深。在。募。原。此從陰經而來。朱漢老非治時邪。痞人服藥藥安。溫藥助陽也。致三陰而投溫補扶正。所謂托邪。知此入門既呃。陽明之陰纔微。不飢不食。不寐。陽不流行。三焦困。脾胃憊矣。肚墜屬陰傷氣陷。難化 [illegible]

人参　麋甪　當歸　炮姜　草菓　一人本

隨、 尚建吉跋

痢疾

濕熱內伏而為下痢。腑氣失宣。熱氣上灼。後滯疾瀉數。微潔古苔

剛之例。取酸苦屬陰。以和其陽耳。初診

桔梗 黃芩 白芍 烏梅 炒銀花

利頻陰傷。脂液咸耗。神形已見衰微。稺年易實易虛。伏熱不令

爍陰肛。墜裏急。書謂氣陷。其實陰虛不固耳。倣酸甘化陰法。次診

熟地炭 炙草 懷藥 塊苓 石蓮 五味

下痢三日。右關而按之實大。肝火畏冷。脾則神渴。則惡夢。且不

歆食。煩渴而澗涸。脈症不符。恐夏至後。陰不克。尚請設法。診議

先瀉後利紅後呃逆不思飲食此藏爲痢□□衣□□驚
之變議以上下文証當治其本之法
人參 塊苓 白芍 益智 廣皮 建蓮
右亁微渴腹痛自利裏未調和陰液已損
人參 熟地 當歸 白芍 烏梅 查炭
暑邪從口鼻入由中道而殃膜原故胃氣不知飢而下痢之
暑邪未盡中氣先傷法當清暑醒胃則下痢自緩
扁荳花 川石斛 烏梅 木瓜 冰糖 大麦
方二 新請邦 物得未乎有
脉遲下利腹痛喜熱飲食下則痞脹半行飲消中宮必有濕

濕也。初診

草菓 杏仁 黄芩 橘白 白朮 枳實 澤瀉 乾荷葉

濕熱為痢，向來下進陰寒，勿過燥劫陰。次診

黄芩 白芍 查炭 木瓜 猪苓 澤瀉

濕在下，熱在上，致胃脘不和，歸术宜忌用。三診

黄連 黄芩 烏梅 荳蔻 橘紅 白芍 查炭

伏熱下痢，形神消爍，鼻煤唇赤，腹痛更膨，已經延綿多日，噁惡不肯納穀，此為噤口。月日胃虛，進不得，中脘如蠶，最怕。

人參 川連 烏梅 白芍 茯苓 澤瀉 谷芽

高年穀少氣之張，暑濕在胃，痢紅白，辛以泄氣，苦以堅陰不滯。乃熱以甚，痢非輕小病。大人謂痛宜和，久患目疾不愈，肝膽久蘊熱也。

黃連 黃芩 人參 石蓮 當歸 白芍 決明 查炭

茹素中氣久虛。先瀉後痢，謂脾傳腎。泄下純血，都是虛症，不可忽略。議以調血行氣，疏滯理虛。質虛不堪磨耐易日耳。初診

當歸 白芍 人參 烏梅 廣皮 查炭 炙連 銀花

陰傷腹脹，陽浮身熱，津液竭則口渴，中虛則進穀無味，一派虛象。但治脾胃瀉，瀉不得止。大法益三陰以固之，通陽腑以宣之。次診

熟地炭　炒丹皮　人參　茯苓　山藥　五味

痛痢已止，神倦欲昏，下午四肢微冷，此陰傷及陽之象。宜鎮陽攝陰方法。三診

人參　熟地　遠志　龍骨　五味　附子

久虛陽陰之不固攝，肛墜更衣息頻，而肛不收伏。此陽風藏毒，茶香須同職，以酸甘攝陰為法。仿[illegible]以陷。

藏府高下，當此家屬不合。

人参　熟地　炙草　白芍　烏梅　茯苓

瘧傷於經，痢傷於藏。故先痢後瘧者（邪入陽分）易輕，先瘧後痢者（邪入陰分）

多重。今瘧痢並行，經藏兩傷，況兼胃衰不納穀食。古人云

緩治之條。前議柔劑甘補攝陰，少佐酸洩和陽，以熟邪深陷

陰液告涸故耳。議以禹餘赤石脂丸固濇于陽明大腸渓渾

之徵。用冷參湯與服。

人參　桂枝　蜀漆　龍骨　牡蠣　炙草　大棗

晚服禹餘赤石脂丸

瘧痢並作，經邪入裏，至脈已屬不足，治法即宜和血。

黃芩　白芍　烏梅　歸身　查炭　橘紅

脈濇舌絳，耳聾口渴，下利垢水七日，利後又有喘急，此乃陰氣走泄，陽獨上冒，有昏厥之危，就腹滿一證，亦星火入陰分之徵，非輕淺易易可知。

生地炭　生白芍　炙草　炒丹皮　炒麥冬　小胡麻

暈厥泄瀉，下利膿血，皆久延歇脫，三焦皆受戕賊，無法穩成，古人云上下交病，當治其中，連理湯治之。

人參　川連　乾薑　烏梅　炒

腸中濁氣不通。陽光以自餒。暮夜[illegible]若

燥陽。風更傷。溫中佐運。兼以分利。議湯[illegible]

益智仁　淡乾薑　茯苓　茅术　桂心　澤瀉

陽虛利積。

益智　茅术　乾薑　附子　茯苓　澤瀉

久利亡陰。胃陽亦弱。酒客不受甘藥。做少陰例填竇陽

以為治。

炒粳米　赤石脂　禹餘糧　乾薑炭

久利三陰傷為腫。

熟地 萸肉 茯苓 山藥 丹皮 澤瀉 附子 肉桂 各炒焦

久利江積不止。

熟地炭 准當歸 炙甘草 炮薑灰 川斛 茯苓 山藥

左數堅搏。熱入血分。下利不爽。

生地 阿膠 查炭 白芍 丹皮 白頭翁 炒銀花 黑豆皮

久〻瀉利。無有不傷腎藏。切熱已傷及陰。故燥胖為惡。液損愈〻。宜陰藥。兼通腑氣。

熟地炭 炒查肉 烏梅 木瓜 川斛

久痢陰虛。胃虛穀不納。利不止。

熟地炭、炒當歸 炙草 查炭、[illegible]

久痢白積。溼熱不清。

炒白朮 黃芩 茯苓 澤瀉 炒麴 廣皮

壯年曾失血。積月患滯下。至今血積便溏。此屬陰陽不胃

收攝。初診

熟地 赤石脂 湖蓮 五味子 炒粳米 調入鴉片三分

丸方 次診

熟地 赤石脂 湖蓮肉 五味子 禹餘粮 山藥粉 滚水和丸

去秋後腸風下血。此三歲受病。幾年不痊。久傷大固矣。議進堵

寒濕熄內〇

赤石脂　烏梅炭　炒粳米　炮薑灰　木瓜

脾弱腹痛〇久痢瀉血〇

熟地炭　炒當歸　炙甘草　乾薑　煨芩　查炭　小棗

白芍

久痢下血不止〇

熟地　萸肉　茯苓　山藥　丹皮　澤瀉　附子　禹餘粮

赤石脂　水泛爲丸

飢不欲食氣上衝至咽此屬肝木犯胃□□□□□重

痃必渟矣，案方有愈期。

人参 白芍 乾姜 烏梅 黄連 查炭

腹痛肛墜，利又不爽，腸中濕熱未清，陽陰由利而傷，仍宜調和，莫進辛燥止瀉。

生地 阿膠 當歸 白芍 查炭 料豆衣

腸胃濕熱内伏，近日冷熱不調，肺失宣降，則肝之氣積鬱，致寒熱，合腹痛下痢，尤用調氣宣暢分消治。初診

桔梗 枳殼 當歸 麦冬 查肉

兼以調肺利氣，通血和肝，使左升右降，旋轉而脾中之壅遏自罷。

此藥劑獲効矣。今日脈數，火象環，紅疹未透，宜佐清熱用

苓芍湯 次診

黄芩 白芍 蘇梗 查肉 當歸 杏仁

濕熱去則利止，燥熱侵則咳嗽。此五氣勝復之機，今燥氣由天而

降，故上焦先受，仍清氣熱為主。 三診

桑葉 淡苓 象貝 沙參 蔞皮 通草 連翹

熱利傷陰，陰失上承，則上燥為咳。飲食不甘，胃陰亦弱。酒客不

宜甘，故前方苦降不應也。非邪[illegible] 義用養胃陰即土

生金意。

生扁豆 炒麦冬 桑葉 玉竹 沙参

脈虛、心寒熱後咽乾○少腹微痛不欲飲、九禄飲食失節○中氣已虛、風木自動○心中若饑○藥宜緩熄風○

炙草 白芍 茯苓 北参 南枣

痢久腎傷○氣不收攝○肛門雖痛下墜○小溲不利○先擬升陽一法○

人参 茯苓 生鹿角 炒當歸 生菟絲 調入陽起石

邪入至陰○陰瘧不止而下下痢○

於术 生黄芪 防風 羌活 獨活 升麻

久瀉成痢，腹痛食减。

生茅术　塊苓　猪苓　澤瀉　肉桂　椒目

痢後瀉血，小水不利，後重。

熟地炭　炒遠志　塊苓　炒白芍　赤石脂　禹餘粮

脈弦。虚勞久咳，腸垢自痢。

人參　木瓜　炒當歸　米炒白芍　炮薑炭　赤石脂

形損，脈垂，咳嗆，經月下利白膩。此心脾交病，當治其中，用建中法。

桂枝　白芍　甘草　生薑　大棗　飴糖

大病後，飲食起居皆宜如法，以免再發之虞，亂自心起，慎之。

滋陰，養血和中，調肝，理氣，和脾。

川芎　炙草　附子　枳實

利後陰傷，五心煩熱，稚年恐致疳病，宜薄味調養，

今可與清熱肥兒丸之屬。

白芍　茯苓　胡連　丹皮　澤瀉　南查　乾荷葉

泄瀉

泄瀉食減，由脾胃虛弱。但產後本乎下損。古人云腎司二便。主乎閉藏。又云久瀉無有不傷腎者。左脈堅搏。腎虛不固。反多泄瀉

先議攝固守陰法。初診

熟地炭 建蓮肉 茯神 芡實 菟絲子 五味子 山藥

次診

熟地炭 建蓮 茯神 山藥 菟絲 五味 芡實 杜仲 黃柏

三診

局方不二散

湖蓮肉二兩 □□片三兩 □□末 蒸山藥

久瀉脾腎兩敗，咳嗽不能，以伏大方以留庭，□□□王早□□以下

進以腎液

人參　甌也　湖蓮　白朮　五味　芡實

瀉久陽微腹脹

桂枝　白朮　茯苓　澤瀉　猪苓　防己

陽虛四肢痿弱脾泄

人參　於朮　茯苓　炙草　半麯　廣皮　當歸　白芍　木瓜

血損陰陽並傷泄瀉飲泛

熟地　萸肉　山藥　茯苓　丹皮　澤瀉　附子　肉桂

[illegible]下晉

炒熟地 炒茱萸 炒山藥 炒茯苓 炒丹皮 炒澤瀉 禹餘糧 赤石脂

泄瀉一年不止，腎火衰也，經色奪，浮腫，食入中痞，延防發脹

滿，宜早進濟生丸，午進治中湯

人參 白朮 乾薑 甘草 青皮 陳皮

朝服濟生腎氣丸

汗後泄瀉不解，非因表裏客邪，初起非吐而瀉，噫氣尚熾

濁，知平素過愛，雜食屢傷脾胃，[illegible] 爲幼科中疳蝕瘦蒸

之病，乳汁甘美，[illegible]熱化不消，[illegible]

胡連　杭白　枳實　[illegible]　[illegible]

久瀉無不傷腎所謂腎司二便開闔之權日久不愈病乃漫
延下焦漸傷及中胃減食少肝之氣橫故少腹橫硬有形神
消爍久傷奇經皆生氣不能長養也夫損者益之固經主治
但以千年抱恙交夏至前此藏納俱失不亦危乎

熟地炭　烏梅肉　茯苓　炙草　炒山萸　生白芍

以復橫硬勢緩泄瀉肛墜未減知肝陽稍和而腎陰不主收攝
故腎藏之瀉與脾瀉判然迥別丈人以陽滑下漏兼固澀
謹擬仿仲景桃花湯合

熟地炭　赤石脂　上杭白芍　人參　茯神　粳米　山藥

肝腎虛。黎明瀉。

熟地炭　五味子　生乾薑　茯苓　蒼术

瀉後神倦。食減。

人參　白术　茯苓　甘草　廣皮　荷葉　木香

脈弦甚於數耶。采持營憲。肝胆陽氣久動。內風鼓爍不已。乘胃攻腸。如飢。不能運食。甚至腹鳴瀉之。即內經久風飧泄之謂。治法以補陽明之虛。泄厥陰云云。

體清瘦。稟乎木火。而受剝削。久耗脂液耳。

人參 茯苓 木瓜 黃連 小麥

眩暈 上瀉 屬積勞 肝風內動 當補

石燕 於朮 赤石脂 烏梅 木瓜 炒朮

癥痢後 大腸 晨泄瀉

人參 白朮 乾薑 甘草 補骨脂 益智 菟絲 茯苓

中下虛 肝風動 易飢 泄瀉

熟地 菟絲 茯苓 芡實 益智 杜仲 川斛 枸杞

脾腎虛 溏瀉 風動易飢

熟地 萸肉 山藥 茯苓 澤瀉 丹皮 附子 肉桂

寒濕洩瀉○ 此平胃正氣原

猪苓 澤瀉 白朮 茯苓 厚朴去皮 甘草 木香 薏仁

少壯傷脾食 此中胃虛而為洞泄○

金斛 橘紅 烏梅 枳實 茯苓 半麯 [illegible]

黎明泄瀉○ 苦辣○

炒蒼朮 [illegible] 煨益智 炒澤瀉 茯苓 車前

腎虛泄瀉○

服肉桂八味丸

右脈弦遲 貫脘而至少腹○ 便泄瀉 [illegible] 下 [illegible] 不

主運化心脾肝腑，氣失職。[illegible]潮生[illegible]一[illegible]蓮村里[illegible]

[illegible]張之治。

人參 茯苓 菟絲 益智 [illegible] 澤瀉

脉虛數。[illegible]下[illegible]食減形奪。大忌寒涼治嗽，當平補足三陰。

脾虛氣若失治延綿，恐成勞怯。[illegible]診

人參 茯苓 熟地 山藥 湖蓮 芡實

大便久瀉之後，[illegible]不上[illegible]燥氣上薄，渡血，血身熱[illegible]

[illegible]令[illegible]不知飢飽，頻噫，胃虛寒甚[illegible]胃陰，用金匱麥門

冬湯　次診

又冬 半夏 人參 粳米 甘草 大棗

三診永數。

血地炭 炙黑甘草 山藥 建蓮 牛膝炭 細角

霜降節，脈大空搏，外洒，中下失固也。四診

人參 冬朮 茯神 芡實 湖蓮 菟絲 血地 遠志

五診 照前方服

月半去菟絲 遠志加 天冬 訶子 益智

肝腎陰虧，食入即瀉，乃腫脹之虞 土虧屬不固。

人參 茯苓 乾姜 訶子

老年憂思抑鬱，脾胃氣衰，良不化，作下八八動，腹痛泄瀉
脂液暗傷，右脈沉細弦，凡治瀉者，溫燥劫津，宜甘酸
兼用柔養，嘔止痛減，安穀方可，非為所憲者，春木方張，恐
致腹痛復作也。

人參 黃連 烏梅 白芍 查炭 木瓜 黃芩 炒白

過飲晨瀉，中虛留濕，乾嘔腹痛，是脾胃陽氣不主
運行於四末，四肢冷汗，四肢頻矣，宜轄心脾法使陽氣旋轉
中宮得健。

藿香 厚朴 廣皮 草菓 茯苓 半夏

又方

生白术　雲茯苓　新会皮　益智仁　厚朴　砂仁　煨木香

白豆蔻後入

産後病起下焦爲多。今右偏頭痛。得暖爲甚。飲食則脘腹痛加。必瀉而後已。痛隨瀉減。已見溼鬱，濕阻熱自溫升。恒有是病。是太陰陽明調治。

生於术　冬皮　茵蔯　木香後入　厚朴　藿梗　香附汁

久痢用辛溫以通氣血不應。此乃起病之由。今便溏溺赤，水穀濕內不運。挾溼生熱，議以分消

米仁　厚朴　猪苓　澤瀉　茵陳　杏仁　蔻仁

痰飲喘咳水氣腫脹

脈沉弦，是屬飲，飲為陰類，偏於夜分上冲逆不得卧，胃氣納受，脾失散布，下呈溏泄，傍漬不得循經入腑，由腫為脹，由脹成喘，其理甚悉。仲景云：飲家而咳，當治飲，因[illegible]議以青龍之類，先開足太陽為第一。初診

桂枝　細辛　乾姜　五味　茯苓　米仁

飲濁上泛，夜不得卧。次診

桂枝　白芍　杏仁　牡蠣　皂莢末

早服濟生腎氣丸以攝下，晚服杜[illegible]丸開滌以驅飲。三診

痰伏[illegible]咳水腫

濟生腎氣丸方
熟地 茱萸 山藥 茯苓 丹皮 澤瀉 〻〻 〻桂 車前 牛膝
牡蠣〻〻瀉散方
牡蠣 〻〻 〻〻 〻藻 蜀漆 葶藶 商陸根 栝蔞根
脈沉弦留飲久咳乃清陽失司旋轉津液至氣凡窒塞此腑滯補
陽若益仲景云飲家當治飲如治痰
杏仁 茯苓 桂枝 白芍 半夏 杏仁
分溢飲泛而咳用越婢法
麻黃 石膏 生薑 甘草 大棗

水為陰邪至暮泛上氣逆不得卧恐致浮腫

桂枝　芍藥　乾薑　五味　甘草　半夏

惊恐八月久咳背寒脉沉氣冲不得眠此因抑鬱陽氣旋搏濁凝

飲結當治飲不治咳

桂枝　白芍　乾薑　五味　茯苓

卧則咳冷氣上逆此為飲結

糯米　石膏　苡仁　杏仁　白芍　甘草　五味　茯苓

肝腎氣升飲泛不得卧

桂枝　白芍　蝦殼　牡蠣　川楝皮　茯苓　米仁

痃癖氣逆歔嘔水

川連 吴萸 茯苓 白芍

飲泛則壅經脈不通

牡蠣 澤瀉 桂枝 花粉 防 萆薢

通太陽鎮逆小便仍不利納食脘脹胃中不和肝氣堵塞用

疎泄方

三子養親湯合五皮飲加厚朴 杏仁

三子養親湯 白芥子 蘇子 萊菔子

五皮飲 五茄皮 地骨皮 茯苓皮 大腹皮 生姜皮

〻〻不來先天素虧兼多抑怒肝木〻〻疎水〻〻侮〻而為腫

肫氣台

茯苓 澤〻 〻〻 〻〻 車前 防己 牡蠣

脉虛飲泛咳喘浮腫腎氣丸以滌飲

腎氣丸

此水〻〻〻〻塞〻〻〻〻痰呼吸有阻〻〻意而其聲在咽底〻〻
任脉〻〻於身前女子經行必閉衝〻〻〻〻〻〻〻〻血〻〻化水
為腫〻〻脹胃高脹大水性就下博激〻〻〻〻〻〻瀆下竅久淋狀
如甕底〻〻蜀不〻〻師神禹治水之功〻〻〻〻集〻〻補瀉為法宜

跗〻〻宜
道

久藥無功也。

芫花　甘遂　大戟　大棗　十棗大方

冬至一陽初及。蟄有枝麻大升。其上下之屬下寒月餘值黃昏

氣寒之時。上下亥陰時。衝逆下行。肝藏厥逆直將犯上。

於坐不得臥。直至產後。下寒更於水穀之氣。未能循脈而流。

傍漬滲入經脈。從前厥逆。肺氣肺化由此。湫溼如溺如流水者。

知叨而過頻。其作咳之病根。全在平昔抑鬱。內經論溺指

肝氣既失司。脾氣不主宣化。之陰藏謂之非。議以專

走太陽表中之裏。兼走陰陽衛。小經旨消上陽司開之

〻〻 白芍 乾姜 五味 杏仁 桃仁

利湯〻方腫脾胃 用葛以下用車前放塘諸法宜溫煖水氣〻以通腑

氣議進腎氣湯 腎氣湯方

熟地 萸肉 山藥 茯苓 澤瀉 丹皮 附子 肉桂

腫脹未消〻〻更〻〻而喘

四苓散〻〻 車前

四苓加方

白朮 茯苓 澤瀉 豬〻

水腫喘急，小便不利，先治上。盖以肺氣降，
紫苑 葶藶 鬱金 黄芩 桑皮 大棗
脉沉實，風水之腫，四肢不得屈伸，二便急。三焦經絡阻
塞不得流行，宜以通膀胱經脉，以豆可司開放也。
桂枝 杏仁 茯苓 防己 米仁 澤瀉 萆薢 木通
寒触傷肺，肺之治節不行，面部先腫，遂成風水，水不化不通，腫
脹痿及喘促，宜以水聲，故内經云：從一至下者治之，議用
石膏 麻黄 杏仁 厚朴

、没卧息頸腫漸及周身〻更不爽

又 茯皮 桑皮 腹皮 廣皮 又〻〻〻芥子 種子 萊菔子

陰〻經氣不〻 爭〻

五皮飲加 桂枝 桔梗 蘇子 萊菔子 杏仁 釣藤 白蒺藜

肺失治節 從咳嗽繼以腫脹自上匯起即氣水交作 遂治節不從即

一身悉腫 氣急〻〻 肩背〻 脉浮 初病在表 經〻十五餘 脉沉 裏受傷〻〻設

進越婢法

桂枝 白芍 石膏 麻黃 〻〻 甘草

又 水浮腫腎囊及小足皆腫溺不利

麻黄 杏仁 石膏 厚朴

久咳喘不得卧

小青龍去半夏麻黄細辛加石膏 米湯並服

小青龍湯方

麻黄 桂枝 芍藥 細辛 甘草 乾薑 半夏 五味子

中下虛飲逆咳喘食少

朝服都氣丸加茯苓胡桃肉 晚服外臺茯苓飲

都氣丸方

熟地 萸肉 山藥 茯苓 丹皮 澤瀉 五味子

臺茯苓飲方

茯苓 人參 白术 枳實 生姜 橘紅

飲〻咳逆昍 一不瘥

苓桂术甘湯

苓桂术甘湯方

茯苓 桂枝 白术 生草

暮夜氣衝咳不得臥冬温不藏

十 切因微冷感冒

議用小青龍湯滌飲

桂枝 川芎 淡附 米仁 木瓜 甘草 乾姜 煨

脈弦為飲飲主高下虧大冷真氣少少氣衝為疾乃時味

宜款款除根天煖自安

茯苓 米仁 桂皮 白芍 杏仁 一 〻菫 大棗

浮腫

桂枝 白芍 茯苓 防己 杏仁 米仁

勞倦溼熱下體浮腫便溏

苓散去 不力 生冬术 萆薢 防己 黃柏 米仁

勞倦陰微微浮腫

濟生腎氣丸 方見前

小便不通濁氣水濕相漬肌膚遂臍中水出與脹小便稍減二便不行

肌膚遂加濕熱入蒸結傷便血從夏秋之交暑濕釀成豈可輒投香

燥攻仲景腰以下腫者以牡蠣澤瀉湯

牡蠣澤瀉散去海藻蜀漆葶藶加桂枝防己茯苓[illegible]志 商陸用

牡蠣澤瀉散方

牡蠣 澤瀉 海藻 蜀漆 葶藶 商陸根 栝蔞根

壅遏消降留飲未驅故口不渴仍以前方之裏

桂枝 白芍 茯苓 甘草 杏仁 苡仁 當治其飲仲景謂飲

下焦陰傷者如雪地之不走寒氣從之非脾陽以運而化之

而喘陽氣傷則寒熱汗出邪由此入
可救
桂枝　白芍　杏仁　茯苓　乾、
冷氣之入而喘而有泛溢咳嗽姑取小青龍法傚仲景飲家咳甚之
飲之意
茯苓　杏仁　桂枝　白芍　乾薑　五味　杏仁
咳先生所　風邪鬱是　肺入府、伏熱東列清解忌進發散之　初診
下治　黃芩　橘紅　杏仁　桑葉　蘇梗、桃　象貝　姜皮
之　但痰升呼吸不利仍宜清解　次診

杷葉　杏仁　橘紅　鬱金　紫菀　滑石　沙參　川貝

冷濕鬱蒸五味支飲今上逆煩渴咳嗽下氣卻行仍宜輕劑清

理之法

桂枝　白芍　茯苓　米仁　石膏　甘草

四診方

小青龍去麻黄甘草半夏細辛加石膏

面赤足冷脈弦細呼吸短有聲昏昏　兼不寐此下虛

不攝飲濁上逆咳無止期從來飲家咳

家短氣倚息以外飲治脾用苓桂朮甘

逗腎氣以扶正禦　五診

腎氣丸　淡鹽湯送服

六診方

熟地　白芍　茯苓　蓍　胡桃肉

久鬱氣痹，水飲上泛為腫，喘咳不止

葶藶大棗瀉肺湯

葶藶大棗瀉肺湯加□

葶藶　□□色搗丸如彈子大　大棗五枚

惡形寒肢冷，先以大汗淋漓，漸漸不□納穀，□□容□微疾喘

行飲不得旋轉昔肥今瘦首為飲宜□其陽用苓桂朮甘湯主

初診

苓桂朮　湯

二診方

晨服附桂八味丸　晚用異功散加薏苡仁

異功散

人參　白朮　茯苓　甘草　陳皮

傷寒病表不解發汗後乾嘔咳逆□□尋邪倣小青龍法

桂枝　乾姜　五味　甘草　白芍　杏仁　米仁　石羔

脈小偏右[illegible]語[illegible]口[illegible]喘息下利[illegible]此伏邪在裏[illegible]
濕而發十日來寒熱不止汗洩甚[illegible]感見症全屬裏邪
久伏客氣[illegible]從熱化致外鬱之喘[illegible]氣不納亦多喘
急汊[illegible]不思穀食咳嗆時[illegible]痞而不滿裏氣上逆[illegible]
迫下利何疑法以古人越婢[illegible]使太陽得開兼肺氣
爆上逆平耶

[illegible]桂枝　杏仁　[illegible]

甘[illegible]不五合投入石沸[illegible]藥

[illegible]湯方一名越婢

麻黄 石膏 甘草 生薑 大棗

色痞[illegible]脉易震病頭平首喜進膏粱[illegible]中宫運厚味凝氣蒸痰[illegible]頻頻咳嗽[illegible]烏失[illegible]專來[illegible]醫用皂莢丸使攫肺傷氣泄噴嚏不已而沉錮脉[illegible]仍處胸臆幕俞之間[illegible]叙[illegible]六君子湯之健脾理痰都是守[illegible]小青龍取飲以就太陽[illegible]宣通之意耶夫太陽但開而[illegible]通補[illegible]不知開而不闔[illegible]合斯暫開復痹矣且[illegible]肺為竅在腎為竅此病細診色脉是上實下虛以致[illegible]烏醫治下之法以壯水源異熄內風為要而[illegible]次清陽少旋[illegible]阻氣有偽[illegible]

太陽為開陽明為合少陽為樞

以清肅[illegible]進六劑[illegible]常理方日[illegible]至於應接[illegible]

省冤句在藥餌間也

朝服丸方

熟地[illegible] 桑螵蛸 遠志炙黑 阿膠溶入 茯苓生研

龜版炙酥 牛膝鹽水浸焙 萸肉炙黑 [illegible] 即阿膠和丸

臥時服丸方

此係威喜丸加竹瀝薑汁

黃蠟 白茯苓研 [illegible] 汁一兩 即竹瀝薑汁加潤水泛丸

又案 [illegible]暴[illegible]頻嗽 雖有新涼之來[illegible]色 素昔遺泄 乃

四十一 腎氣少藏 況曾有失血之症 議進[illegible]攝

熟地　五味　建蓮　茯苓　胡桃肉　杜仲

中一、右常怨

十七　都氣　目胡　丸四付子

飲濁傷陽脘中痛車進　杜朮甘湯

苓桂朮甘湯

翁年　舊　大和食味不調致飲邪聚絡凡有內外

逆氣填喘　夜坐不得臥晝日和　未稀涎必變濃痰

斯病執消繼發於秋深冬初飲　邪乘天氣下降地中

之一陽　身藏陽不旺而伏飲邪　窮發

脉之和[illegible]逐熏温補[illegible]藥[illegible]

夏月陰[illegible]時候交火炎肺俞[illegible]生壽護養百日一交秋

只熯護背[illegible]切得解也病發之即暫[illegible]日即止平昔食物

尤宜[illegible]暑陶鎔可奠宿[illegible]要發時背令[illegible]

太陽逐飲用青龍湯

小青龍湯

黄疸

氣鬱發黄

左金丸加小柴 從濕熱 柴胡 桔梗 茵陳 神麯

寒熱鼓疸

生穀氣 生枳實 柴胡 黄芩 山梔 木通

莞損 三角見瘧發黄七情内傷並非黄疸久延變虚

腸便難治矣

左金丸 人參 茯苓 少頁 等

左金丸方

疸 黄連六 吳萸一

頻嘔致膽汁泛出，為之非黃疸也。今之大便不通，頭脹，痞塞，

膠結六腑，不行，宜用苦降。

黃連 乾姜 旋覆花 代赭石 茯苓 陳皮

勞傷中□□者。

薄荷 黑梔 鈎藤 木通 丹皮 澤瀉 半曲 廣皮

藿梗 益智

酒客中虛，濕熱內阻，經脈之氣不流通。節屆長夏，地之濕氣升騰，

蒸鬱於表。飲之濕氣侵為外感，而脾胃不和已久，內傷本虛標

實。徒以滲利治黃，自然無效。直待秋涼濕熱氣衰，黃勢減。

旧病傷正，氣未復，儀容日損，食少便溏，不堪任勞，動則煩渴，五旬以外

陰氣日薄。今月不復，即為失藏，預卜來春生長之淺。議以脾腎

兩治。宜培先後天之氣，以常真損，冀免卑脹痞滿之變。

朝服金匱腎氣丸去山萸、牛膝，肉桂重用茯苓，晚用丸法澤朮丸

金匱腎氣丸方

熟地　山萸肉　山藥　茯苓　丹皮　澤瀉　附子　肉桂　車前　牛膝

澤朮丸方

於朮　澤瀉

久病脈弦，津液日困，以致失運，氣亦內塞，漸至脹滿。前日

黄。都脣日晨鬱結，數月內損，不消之，真恐結增劇處之。

恭末議：未必封下都病。

人參　茯苓　枳實　廣皮　白芍　石

癰瘍痔漏

年高嗜味，每氣血毒侵入陽位，盤踞閉塞之道，發為癰瘍，中下二
焦受困，令津液更難上承，其戕於八日熾甚，過春半，忽有病加之
憲進潤補法 初診
歸身 枸杞 蓯蓉 柏仁 山藥
破傷火，夜熾 次診
蓯蓉 當歸 天冬 柏仁 生地
鬱抓紫菀 三診
沙參 天冬 桑葉 川貝 蘆根 浮石 雞子白

神物

潰瘍未合，步[illegible]培補，及晝夜微寒潮熱，脉[illegible]而數，形神日損，[illegible]

衄血口[illegible]，[illegible]肉膝麻木，乃大虧之體，[illegible]損，[illegible]，[illegible]，深虛液涸。

[illegible]厥，擬用復脉湯

復脉湯[illegible]去桂[illegible]草湯

人參　桂枝　甘草　麻仁　生地　阿膠　麥冬　大棗

瘍潰臟補，胃陽壅遏，[illegible]有濕熏蒸，自口鼻出，中[illegible]，胃更[illegible]

[illegible]洩瀉，右人[illegible]大寶，不[illegible]，[illegible]也，但因為陽虛，剝燥不思，久臥

床褥，脾氣運和，補中仍佐通泄，使上下分清，宜

人參　木瓜　烏梅　金斛　茯苓　陳皮　荷葉　澤瀉

清陽營損不能食便泄腹澗

四君子湯加　當歸　白芍

四君子湯云

人參　白术　茯苓　甘草

陰分果虛〇經脈有澀數門虛）[illegible]候痛〇[illegible]

遂不[illegible]〇舉尋不致傷及中虛〻時時善養陰生

大方

生地　麥冬　茯苓　米仁　魚膠　枸杞　首烏　胡麻

米飲白蜜和丸

陰損者加杞子 蓮子 杜仲

炒熟地 炙草 女貞 白芍 茯神 棗仁

肝脉弦 腰背痛 沖任虛血

早服斑龍丸加五味 晚服歸芍異功散水泛丸

斑龍丸方

鹿角膠 鹿角霜 菟絲子 柏子仁 熟地

又一方 加補骨脂

又一方 加鹿茸 肉蓯蓉 陽起石 附子 黃芪

當歸 棗仁 辰砂

異功散

四君子加 廣皮 歸芍異功 即異功加 當歸 白芍

陰傷。濕熱下注。痔瘍溺清 青鹽

生地 桃米 黃柏 知母 丹皮 澤瀉 茯神 川斛

飲食色奪。肚痛遺精。酸苦泄熱。少佐通陽攝陰。

蓯蓉 鎖陽 熟地 龜版 黃柏 遠志 茯苓 白芍

羊肉 血膏 和丸

莖動陽氣，血氣亂，遂癰瘍，須攘邪。此方從內托，益氣生肌。

雖為正治。其中下兩焦。陽氣升騰。其功頗緩也。

右麻痺，肌膚油光，平昔大便久溏，[illegible]衣濕不乾，十月，
柔。議以養陰和陽，以息風之法。
烏梅　金斛　人參　茯苓　杞子　月季
痛起產後，始於腰間，膚腠凝和，既經消散，凡靜坐[illegible]，右脅[illegible]理
膜外。中有牽掣不和之狀，恐緩[illegible]，營分血絡[illegible]，當
以壯年不愈，氣血[illegible]，須離陽累瘀氣。
乳香　麝香　全蝎　土鼈　烏附　没藥
瘰癧不消，伏邪裹結。
海石　蛤粉　黄芩　橘紅　銀花　青皮　丹皮　生地　牡蠣

夏枯草　為末水泛和丸

癥塊〇寒臥食〇減

參歸芪建中湯去桂加茯苓

建中湯方

桂枝　白芍　甘草　生薑　大棗　飴糖

參歸芪建中加人參　當歸　黃芪

痘疹

診後夜來大便三次，午後看視堆沙甚密，額準密頂，稍稀少攢，可見穴氣日盛，裏毒甚以[illegible]成而出，今日理宜攻托，遲則恐其乾涸塌陷。初診。

生綿芪 當歸 炙草 川芎 [illegible] 木香汁 [illegible]

漿有五分，不肯肥飽充頂，昨停涼藥，寢食大便頗宜，唯[illegible]火[illegible]，自云長寒。經云形寒飲冷則傷肺，[illegible]為肺損，益見肺[illegible]一[illegible]，他[illegible]虛性薄，更勝不營況[illegible]益氣以充漿成功，近日[illegible]吾謂氣壯毒化，邪[illegible]並一也。次診

痘症

黄芪　當歸　人參　官桂　川芎　陳皮　木香

三診　錢氏異功散加丁香　藿香

四診　四獸散

四獸散六〻

人參　黄芪　當歸　炙草　茯神　棗仁　白芍　加生姜

五診

製首烏　炒白芍　茯苓　炙甘　百合　沙參

四朔汗出彿彿，脉軟。月前嫩氣虚症也。今日尤有六日，脈宜和血升頂。

少侯形充。郎商內托至。於保護脾胃。猶不可緩。

川芎 當歸 殭蚕 紫草 丹皮 查肉 廣皮 炙艸 雞頂血

五朝漿有工潤色。滲滑之運行。漿汁而後再從灑睥則氣猶已見一斑矣。五行火味生土。況肺金之變亂無流行。如陽春布德同前。

人參 丁香 木香 厚朴 當歸 炙草 官桂 腹皮

六朝漿有五六色。頗鮮明。氣血未之補根。保元化毒。兼顧平肝為主。

保元八珍湯加 木香 肉果 川芎 黃芪

保元八珍湯

人參 黃耆 熟地 當歸 炙草 山查

七朝脈六[illegible]色澹白要知氣[illegible]不足以此色[illegible]色漸蒼老即

于四朝以杜氣虛難收之弊議錢氏異功法

加麥 糯米

異功散加[illegible]米仁

八朝痘至四五朝文毛內應乎肺此音低[illegible]文[illegible]自來矣八朝之清涼以

斂結痂之秋令收斂[illegible]乃登小便頻長[illegible]當毒洩[illegible]如

而云未補為也

鮮地骨皮 若石合 茯苓 米仁 甘草稍 淡葉

九朝四五朝咳嗆音低痘熱由裏傳及肺知[illegible]氣之所至即為熱氣薰

昀只因脾氣未實。沉寒又犯禁忌。故小便欲長。驗脈亦降也。輕清

涼解。毋傷中氣。古人云疹前痘後最宜忖細。

茯苓 米仁 甘草 黄芩 骨皮 銀花 連翹 綠豆殼

三朝痘已大發面部細密未盡完界地不清加上神躁不寧身大

痿頻毒火時厲並重佈此熱[illegible]今日痘點雖[illegible]許痘

雖六而毒猶在裏大劑寒涼疎利氣血使時火去不[illegible]禎類

許痘綻立系清界地乃是好處

犀角 羚羊角 黄連 元參 丹皮 生地[illegible] 赤芍

木通 當歸 牛蒡 連翹 [illegible]代水

四朝議用清火解毒活血疏滯但不得起脹之象

屬重

黃連膏 金汁 鮮生地汁 犀角 羚羊角 元參 紫草

丹皮 查炭 土貝 連翹

銀花 地丁 煎湯代水

另服小雄猪尾血一小杯兑汁入冰片一厘細絹濾清用銀花露燉溫沖

服

五朝兩日來大劑清解痘粒仍然乾癟不見毒火內蔽氣血邪勝

正法何疑毒不外達徒在裏蒸搏痰潮湧咽喉逆來矣仍與清涼痘

之形色非成漿之象至陰若辭議以牛黄珍珠護心胞以毒痰湧

藥方法不越寒涼圍範也

黄連　犀角　羚羊角　人中黄　元參　地龍　土貝　連翹

丹皮　桔梗　銀花　煎湯代水

六朝三次大便竟是藥汁乃胃氣虛竭也若寒涼之徒一定之究竟

痘以氣虛並無毒肖似漿之象已經潤以其滑灌又常原以為淂

以魁納穀希冀堆沙歛臭

黄芪　人參　土貝　桔梗　羚羊角　人中黄　生蒼　連翹

七朝雖是清漿顏色呆鈍仍是性虛不得宣布故

象况肢體瘡疱浮癢損泄皆伏邑、、、、活血佐以攻托殺
使胃建、、扶正穀隱過十二朝方有好音
黃連　黃芩　生地　丹皮　桑虫　[illegible]　紫草　連翹
銀花　地丁　蘆湯代水
九朝神衰困倦夜來弄舌交睛、、、、况進穀處、、、、亦強
猶非全好光景古云舌、、、、心溝寢食令陽火熾、豆毒尚存兩陰、、津
液暗爍清涼多進熱不盡能、、、、兩拔毒、、鎔似磨枎朝日竟無
寶濟因思内經云寒之不寒是無水當以、、其陰、、此連進三天
扶過十二朝再商

炒熟地　天冬　茯神　川斛　麦冬　柏仁

頭面有收斂之象雖目回痂而食物不加又溺未調究竟毒未盡化正氣先怯危机仍若連進若再攻毒則胃氣受戕亦致癈食凡思進之物皆以醒脾胃之性姑停藥一日再議

三朝時屬毒火熏盛表裏未清[illegible]佈痘不[illegible]幸得年已十三歲耐摧拔庶可幸成。

大黄　牛蒡　石膏　黄芩　青皮　查炭　桃仁　红花

滑石　連翹　方通　水

四朝時屬毒火尚熾包絡所以昏情[illegible]地隱隱[illegible]

血熱煩蒸已極不獨治痘先須清熱　宜解毒湯

淡竹葉　黄芩　黄柏　石膏　硝石　[illegible]

此朝神識頗清金頓告降之力論其長出痘人事已曉肝中相火

腎中龍火皆得升騰少陰脈循咽挾舌厥陰脈貫膈[illegible]不能

制二火恐其阻塞咽喉陽氣播內[illegible]如漆如[illegible]治

之條經云火淫於內治以鹹寒佐以鹹寒鹹以潤下直入至陰之位

痘門通套法也

黄連　黄柏　元參　生地　黑梔　丹皮　犀角　龍胆草

方諸水

六朝

黄連　元參　犀角　羚羊角　生地　丹皮　丹參　土貝　連翹

銀花　荳湯代水

七朝

黄連　元參　生地　天冬　麥冬　川貝　甘草　連翹　茯神

十一朝漿滿回痂毒氣已泄口唇痘子未曾由表將收□□□腐而

恐此處最動之處最易發疳明日便約疳醫洗治爲要

川貝　麥冬　生草　元參　知母　天冬　銀花　連翹

七診方

天冬 麥冬 黃芪 胡麻 銀花 地骨皮

八診方

金斛 銀花 連翹 豆根 天冬 麥冬 首烏 地骨皮

九診方

虎潛丸

虎潛丸方

龜版 虎骨 熟地 牛膝 當歸 白芍 黃柏 知母

陳皮 鎖陽

八朝大毒即是血熱理用寒涼氣虛元弱不能領毒外達治宜內

托二症相反有如冰炭若云火毒便非氣虛今週歲嬰孩亦有清瀉

五六背部根暈皆散八日以來不思穀食反現嘔吐咬牙煩渴泄

瀉等症全屬裏虛毒陷治宜急保脾胃以養氣血以運行漿汁

必致延挨告變陳氏中云泄瀉嘔惡或腹脹或不腹脹十一味木

香散主之憑理考古不敢固執

十一味木香散

十一味木香散方

木香 桂心 腹皮 前胡 半夏 人參 茯苓 赤茯苓

訶子 丁香 甘草 一方有黄芪無附子 厚朴

九朝

七味、上乾、散、研入米飲調服

八味荳蔻丸方

木香　砂仁　肉蔻　赤脂　龍骨　白礬　而粟[illegible]

十朝瀉止能食寐安好兆但瘡汁漿汁不濃外出未盡化半月後恐有餘毒纏綿、令涼劑解毒脾胃尚弱未可驟進以與健脾利水一二日即當停藥、、方素、以初十間再議進解毒之使苦

復

炒白朮　炒白芍　炒廣皮　炒穀芽　茯苓　炙草　米仁　澤瀉

三朝面不掀發色猶鬱伏時氣果從熱論驗形體已屬不足刻

下清潤涼解法血六七日受補可療此症象已繁屬陰

犀角　查炭　連翹　紫草　丹皮　甘草　木通　滑石

紅花　笋尖

四朝正痘皆發形要蓬鬆已如人[illegible]氣實开[illegible]式

以[illegible]紅點為血熱此乃時癘混入血[illegible]非本營[illegible]故

六日前清涼活血皆解邪之法七日末助元肉托乃養正之法

仍以[illegible]涼至用

犀角　羚羊角　丹皮　紫草　[illegible]　杏仁　紅花

僵蚕　查炭　鷄冠血

五朝之六朝之痘形扁塌此之未血俱攻毒之化漿若寒凉解毒通套常方惟提氣血方是良工

又方　當歸　僵蚕　角針　炙草　查炭　紫草　桔梗　鷄冠血

氣虚寒凉太過脾胃致瀉喘瀉

異功散

寒戰咬牙瀉清滑利不嗜粥食從前寒滑重傷脾胃致毒不盡化精神困怯腸中滑不自持雖參术亦從之下難有

陳氏法急固下利

荳蔻丸

脾氣初結未可解毒涼潤

白术炭 米仁 茯苓 建蓮 山藥 澤瀉 炙草

二朝時氣與內毒交結喘促瘀[illegible]表[illegible]宣通氣[illegible]調暢[illegible]脈[illegible]差[illegible]

酒大黃 滑石 青皮 查炭 桃仁 紅花 石膏 木通

三朝[illegible]交[illegible]不得[illegible]而形色[illegible]清解涼血

透毒是治

犀角　羚羊角　紫草　查炭　赤芍　大貝　桔梗　甘草

四朝

黄連　羚羊角　桔梗　元參　殭蚕　查炭　丹皮　生地　紫草

鷄冠血　銀花　蔗湯代水

五朝火毒未化，咬牙咳嗆，嘔惡腹膨，清解中仍宜疏滯。

黄連　羚羊角　殭蚕　紫草　丹皮　查炭　連翹　桔梗

廣皮　土貝　銀花　芦湯代水

六朝火毒未盡，腹膨便溏，不欲進食，此脾虚而腸胃中滯氣不行也，議以養陰托裏，疏理滯氣之法。

川芎 當歸 腹皮 廣皮 天虫 角針 厚朴 青皮

七朝攻毒以來漿未充足而腹膨悶遍身紅二便頗通豈云食滞思之脾胃間尚有熱毒溢火呆滞氣升脾滞為脹胃逆為悶若不清理痘中新病須防喘急痛蝕

黃連 竹茹 青皮 枳實 橘紅 腹皮 茯苓 澤瀉

八朝

黃連 黃芩 連翹 桔梗 川貝 橘紅 益元散 銀花 地丁

三朝形小、准壯擬發星屬、風寒外束

牛蒡 荊芥 紅花 赤芍 木通 桔梗 甘草

第卅

四朝痘已齊針稠密少勻額准之盤踞尺之諸部亦少光彩氣密毒重八九朝堪其痒剝糾用升提透頂不可擅進寒涼

川芎 當歸 紅花 紫草 桔梗 甘草 紫蚕 上芪

酒釀 鷄冠血

五朝元密痘密處難起發成漿今日再宜升提以候形色之部需內托受補為准

川芎 當歸 紫蚕 角針 紫草 木炭 廣皮 炙草

羊肉 鷄冠血

六朝地閣顴頰稍稍光潤似有行漿之色奈何天庭尚白形似鉈皮陽位不宣究非善狀急急溫補氣血從中托毒遲則變症補必兼益

人參　黃芪　川芎　當歸　廣皮　炙草　查炭　鷄冠血

七朝

人參　黃芪　川芎　當歸　鹿茸　炙草　廣皮　紅花

八朝漿有四分慎勿發癢

人參　黃芪　鹿茸　坎炁　炙草　白朮　淡附

肉菓

九朝面部清漿歛涸周身暈散[illegible]不多納穀兩日

痒甚今[illegible]神和表裏皆露毒歛涸留此刻手尚[illegible]進木香

異功理脾安胃為要

異功散加　木香

十一朝以面半漿回痂敗體灰白[illegible]留毒陰[illegible]於[illegible]後

且寒戰咬牙不食正氣歛脫擬以附子理中加茯苓

附子理中湯方

附子　人参　白朮　乾薑　甘草

四朝身小痘多氣虛血熱今時氣未盡尚宜疏解二日後便

當補托猶宜加意乃冀有成

牛蒡 荊芥 天虫 査炭 丹皮 紅花 川芎 桔梗 冬米

五朝頭面痘繁元氣甚薄凡起脹行漿全賴精神運毒自發，執體氣欠安適至七八成漿神氣已經耗散故痘書云小舟重載八九風波乃見元氣日薄瘡痕增頭面漿多立呈狀露中禁毒此時治象以議用和血提頂起脹方法

川芎 當歸 炙草 紫茸 廣皮 査炭 天虫 木香 鷄冠血

六朝頭面痘交白似具行漿之初所嫌下利大便頻下陷露之象已見一斑今急急補托乃成

澼

黃芪 白朮 川芎 炙草 木香 廣皮 方

色白不能紅潤大便頻下是精神內竭有下陷之象擬進參歸鹿茸湯以挽其元氣稍振便可僥倖成功

人參 當歸 鹿茸 肉果 炙草 訶皮 炒廣皮

八朝澼汁不行咬牙腹痛泄瀉此正虛氣滯毒凝甫托極妥患虛不承受陳文中云渴瀉腹脹可與木香異功散以安中助滯

人參 木香 藿梗 前胡 青皮 厚朴 腹皮 丁香 川芎 當歸 炒黃米

六朝肉腫瘡枯周身形象不復本虛氣血不行毒火亦無拘束。
必得痘形充長顏色潤澤方有成漿之象議以清毒内托兩
和氣血

黄連 當歸 川芎 天虫 紫草 廣皮 炙蓍 丹皮 鷄冠血

七朝色稍潤形尚癟血有不載之扎氣亦照運之力古人每以十
宣以充助氣翁氏亦以六日後當運氣血為主今日初步漿亦氣血
耗損兩日間深慮癢塌

人參 當歸 炙草 木香 川芎 黄芪 肉桂

九朝方

人參 黃芪 天虫 甲末 當歸

十朝食入不化血枯漏粘膩雖咳痰來青黑少 小陳氏方

法何憚而不用耶

人參 白朮 木香 肉果 廣皮 厚朴 訶子皮 肉桂 炒黃米

十一朝漿不充滿皮殼已腐不任攻撥惟宜補托

人參 黃芪 木香 炙草 肉果 廣皮 炒白芍 炒當歸

炒黃米湯代水

十二朝

茯苓 骨皮 甘草 銀花 丹皮 澤瀉 米仁 白芍

七朝音啞痰潮下利稠粘翁仲仁云喘急見於瀉後是氣虛
而斷啞惡不食脾肺兩敗危如朝露矣陳氏異功散温裏托毒
急救太陰藏真

附子　官桂　人参　茯苓　丁香　木香　半夏　廣皮　白术
肉果　當歸　厚朴

八氣內症安和仍宜理陽

人参　白术　丁香　木香　附子　肉桂　茯苓　肉果
以炒米湯煎

二朝見點隱隱不透左太陽背部上半下退精神已億難

任湯滌悶伏之要顯並即投攻發藥 亻

防風 桃仁 牛蒡 大黃 川芎 骨 一

荊芥 紅花 查炭 芹汁 青皮 桔梗

百日嬰孩，未沾穀食，胃受乳汁甘美，腑氣嫩薄。痘發蒸騰，囊真已

覺淒淒不寧。藥味若苦，胃中氣弱，必致嘔逆洩瀉，是病未攻而正

反傷矣。況此薄質，宜柔和，不宜推蕩，一定理也。總屬邀天幸，善濟

人工者，議乳母代服，解透縕毒，兼通乳汁。

生地 紅花 丹皮 赤芍 荊芥 紫草 查炭 木通

漏蘆 川通草

形瘦質弱當夏至氣候發痘江泗肌疏況暑熱傷氣血朗其形
象枯瘁之光潤充偉之色蓋元氣不能化漿也有限日期若不氣元
外灌必致外剝內陷大凡治痘必須論體虛弱扶毒之痂靡難調
治其實火壯盛迥別議進芎歸湯和血內托以助充長

川芎 當歸 天虫 紫草 大力炭 丹參 桔梗 炙草 雞冠血

空泡遍起不肯灌漿世俗每拘氣過則泡僉用涼藥清其氣夫不
足之體焉能正氣有餘良由血不附氣為空槖耳保元湯托扶氣血
一定至弱此症扶過十二朝投得清涼解毒　文清之旨
好音可望

人參　黄芪　炙草　川芎　當歸　　茯　　川刑損

面漿泛難以清稀護養弗損亡以釀膿成痂

者難以聚漿其他僅清空散根暈少附沉兼嘔逆神煩內症未

得去静處中扶毒又非徒補可安此蓋元氣血之中涼必參以

清涼就翁氏論痘原比逼補十天痘疹合乎秋冬之令夏季發

淺大忌攻擊以速其腐潰至瘵

人參　川連　香廣皮　木香　當歸　白芍　粳米

晝静夜煩陽亢陰虚緣稚年之體屬陽之陰協和清涼解毒

脈理肘屬大毒先天藏蓄之毒兆於有形之始豈刻下可云論

理壯水制陽益陰解煩倣仲陽之議可也

六味丸去萸肉加白芍

冬溫未解神氣未爲清爽痘雖趣痂膿漿肌白是為元虛

清寒不可太過胃氣妨礙自多變症元薄之症之多胃護矣

宜

犀角 羚羊角 丹皮 查炭 牛蒡 天虫 連翹 桔梗

紫草 鷄頂血

先生於幼科集國手閱指南口訣之見爲洄翁

服膺 此原方自應宜

南陽夫子為吳冠覺都憲治病年久推揚
翁所傳於世者僅僅禮指南以及良方等
書其餘如三家醫案溫熱贅言醫學存
真若搜羅無遺未免有闌入之處此一編
不知在何處
也乃翁萬落某全兒傳寫時出未付梨
棗葉落某見葉文手書眉評如葉學模佳為
陽人未又內恨极親得其真傳矣康護又

此書爲葉氏屬業諸人刻於道光初年，紹有四年，今其板已毁，書亦鮮有存者，蓋書板於書刻之時，其用心亦勤矣。

乙丑年閏月朔日徐熙盟讀于上池仙館之南窗

靈樞經
東垣十書
傷寒論
金匱二注
河間六書
松峯說疫
士材三書
沈氏尊生書
丹溪心法

醫學識小録

〔清〕孫天騏／著

提要

《醫學識小録》，清孫天騏著，潘道根訂。清咸豐元年（一八五一）潘道根抄本。南京中醫藥大學圖書館藏。兩卷。書號：西四/五。書高二十六點二厘米，寬十六點二厘米，修復成金鑲玉後書高三十點一厘米，寬十八點五厘米。無邊框，無界行。每半葉十一行，行二十二至二十四字。抄本正文前有道光辛丑（一八四一）嘉定黄鋐、道光二十一年（一八四一）王浩「醫學識小録序」。卷一之首題「識小録上卷/昆山孫天騏蘇門著/新陽潘道根確潛訂」，卷二之首題「識小録下卷」。書末有咸豐辛亥（一八五一）潘道根跋。

作者孫天騏，字德甫，號蘇門，清江蘇昆山人，邑諸生。力學，博聞强識，喜吟咏，情詞浩瀚，不事組織。晚年家不給，天騏乃習醫以濟生。遂究心《靈》《素》，日夜不倦。金元四大家及近代名醫著作，無不博覽。臨證施治，尤能切脉以悉臟腑，就診者門庭若市。殁之日，身無以殮。所著述《庭訓》《捐翠山莊詩集》《醫林雜俎》《停雲館醫案》《咽喉問答》。録板藏其甥嘉定金光禄樹基家，兵後僅有存者。生年不詳，據序跋内容推測其生於乾隆年間。潘道根跋曰「問蘇門起居，則以前歲捐館矣噫」，知其卒於一八五〇年。潘道根（一七八八—一八五八），字確潛，號晚香，又號徐村老農，清江蘇新陽邑（今江蘇昆山）人。潘道根先世居太倉三家市，明季遷昆山妙華涇，以道根父母及弟亡，乃徙徐村。潘氏自幼刻苦研求詩文經史，著有《國朝昆山詩存》《晚香書札》《隱求堂日記節要》《三禮古今文疏證》《邑志補遺訂論》《爾雅郭注補》等多種著作。同時酷好醫術，對《黄帝内經》

《傷寒論》等中醫經典著作，無不細讀精研。生平不應試，平日除讀書外，每遇善本，則手録不倦。中年懸壺家鄉，治病療疾，活人甚多。

《醫學識小録》，全書兩卷。上卷有論十二篇，分別爲：《經訓正僞》《肝經補瀉論》《腎經補瀉論》《心經補瀉論》《脾經補瀉論》《肺經補瀉論》《運氣太過不及化疫論》《伏暑字義説》《濕邪治論》《辨舌胎法》《治病必求肯綮論》《辨喻氏擅改經文之誤》。其中《經訓正僞》對《邪氣藏府病形篇》《百病始生篇》《調經論篇》《玉機真藏論》《厥氣論》《厥病論》《逆調論》《腹中論》《痿論》《平人氣象論》《脉要精微論》中章節進行正僞。潘道根跋曰：「經訓正僞諸條類能駁正前人，爲青出於藍。」下卷有論十九篇，依次爲：《咽喉論》《續咽喉論》《咽喉主清散論》《剛愎巽懦二者交識論》《咽喉針刺論》《三脉解》《癰疽不拘部位論》《毒無定位論》《舍時從症論》《標本權宜論》《止痛無定法論》《癰疽由乎五虚論》《氣血有相生之理論》《水銀説》《幼科雜説》。下卷正文後有《識小録附餘：醫案摘抄》。作者「於古人之法探討精深，又參之以己意」，書中提出的「温熱之證不同與傷寒同治」，潘道根認爲「開唐宋以來瞶瞶」。録中諸論説，條分縷析，咽喉二論，剖析精微，能够爲後學者提供臨床參考。

該書未見著録於任何書目，《昆新兩縣續修合志》卷三十三《人物・藝術》孫天騏條目中也未提及此書。南京中醫藥大學圖書館於二〇〇二年蘇州古舊書店購得潘道根抄本。此本字體工整、字形雋秀。（張雲撰）

目録

醫學識小録序

余幼時頗好岐黄家言，陳古方書數篋，匿伏而誦之，言言或互殊，愈求愈遠，積思既久，無所得，乃知醫之爲道似淺而實深也。雖然世之業醫者不得其道，必求深而反淺；得其道，可由淺以及深。何則？其道不外乎一陰一陽，無論六氣之所感，七情之所發，無不由此。至如假熱真寒，假寒真熱，陽症變陰，陰症變陽，千態万狀，離奇莫測，此不可不以辨析於微茫，而無少回惑，自然百無一失矣。孫君蘇門，儒者也，又深於醫，所著《識小録》一册，出以示余，余讀其書，知其於古人之法，探討精深，又參之以己意，而卒乃詳審於臨症時，大要順乎天時氣運，察其藏府脉絡，無不條分縷析，其於陰陽分際，尤三致意焉。則知蘇門於斯道可謂三折

胘矣昔胡雲峰先生云儒不醫非通儒醫不儒非名醫旨哉
斯言蘇門能兼而行之宜其辭之明而詞之達如是是編其先
得吾心而有匡余所不逮者余故樂爲之序道光辛丑六月
嘉定黃鍰撰

一陰一陽之謂道天地一陰陽也其間鬼神造化日月山川晝夜寒
暑水火金木牝牡雌雄皆具對待之體流行之用由是而仁義禮知
有理焉君臣夫婦有倫焉温凉燥溼有氣焉剛柔輕重有質焉
其在人身手足之上下背腹之前後氣血之營衛藏府之表裏而
脉絡之繫屬貫通於其間焉者則更有太少陰陽之別道則治
不道則亂天地人身無二致也人身一小天地故君子語大天下莫能
載語小天下莫能破道之彌綸而無間也先王之治天下禮樂刑賞

情泄其太過濟其不及以底于中和吾人之治其身也動静節宣喜怒哀樂已發未發各致其節則陰陽之理純醫之治病也亦然六淫七情雜其感砭鍼湯液雜其用審其虛實而攻之而補之去其病以復於無病則陰陽之氣調故道之在天地在人身在陰陽之理在陰陽之氣又安得謂大者道而小者非道哉昔人云不為良相而為良醫明乎調燮陰陽在乎是矣甲午歲余與蓀君蘇門始相識於金陵旅舍省試將入闈余臀間患瘍不可坐蓀君傳以藥云三日即得平果如所言予深歎其術之精道乃出其所著識小録示予因里人謀付剞劂屬為序余受其書讀之上發古經中參己意下證今事凡天時運氣藏府經絡癰疽之以及嬰孩之所患一一以陰陽為斷剖析微芒精深洞徹蓋技也

而進乎道矣蘇門儒者也向使早得志本其讀書蓄氣考古
徵今之学自一命濟物以至於宰天下當如是者舉可於其所得
覘之惜不遇卷懷小試以表見於一藝而終不忍以所得私之於己也
筆之於書以為是識道之一隅耳矣其所識小錄示余也并示其所
述先訓刊本言皆有物則以治人身陰陽之理者也理氣兼治天地
之道斯備是書與之並存誰曰不宜道光二十有一年歲在重
光赤奮若六月既望愚弟王浩拜序

識小録上巻

崑山篠天醴蘇門著　　新陽潘道根確潛訂

經訓正譌

邪氣藏府病形篇云魚絡血者手陽明病

汪氏注按經脈篇手大指後肉隆起處名魚魚之際其間穴名屬手太陰肺經大腸經無魚絡之名血字未詳是何病○予謂魚絡血者謂魚際穴脊中有血筋連絡也肺與大腸相為表裏府中有病證見於經所謂表病必傳裏也奚必求之本經哉

又云胃病者腹䐜脹胃脘當心而痛上支兩脇

後賢因胃脘當心而痛一語致生無限疑竇有謂胃痛即心痛者有以心窩為胃脘者出奴入主聚訟紛如○余謂此篇心字當作中字解按四時氣篇曰膈塞不通邪在胃脘在上脘則刺

而去之在下脘則散而去之所謂胃脘當心而痛者謂上脘之下之
脘之上也恰當胃脘之中前人所講中脘是也故其氣上逆則能
上支兩脇而使之俱痛也若以心窩為胃脘則其前部位豈與兩
脇相等上支兩脇之上乎又何着落

百病始生篇曰風雨寒熱不得虛邪不能獨傷人卒然逢疾風暴
雨而不病者蓋無虛故邪不能獨傷人此必因虛邪之風與其身形
兩虛相得乃客其形

此章虛字專貼病人講者非也專貼病邪講者亦非要以虛邪
之風為風之虛實要知誤解此章上二个虛字合歲氣人身而言
第三个虛字指歲氣而言第四个虛字則專指人身而言也注中
有云天有八方虛實之風實風主長養萬物虛風傷人主殺

至害審是則風有虛實之別矣以虛實論風則癘風為實微風為虛矣乃微風能傷人而癘風反不能傷人也有是理乎余以第三句虛邪為專指歲氣矣如月令之春行秋令秋行夏令是也夫天有四時春夏長養秋冬肅殺各司其令謂之天和假如春行秋令則長養之正氣虛而肅殺之邪氣干之矣當此天時不正之秋忽逢癘風暴雨而人之氣質又弱其受病也如拾左券矣故曰兩虛相得乃客其形也

調經論篇曰陰盛生內寒厥氣上逆寒氣積於胸中而不寫不寫則溫氣去寒獨留則血凝泣道根按泣古澁字凝則其脈不通其脈盛大以濇故中寒

汪注謂陰盛中寒血濇之人何以反得盛大之脈曰余按此乃陰盛戴陽之候也其脈盛大以濇者謂陰寒之氣凝結于中致使無

根失守之火浮遊於上故切其脉而浮中二部若有感大之象按至
沉分而仍帰於濇也色脉相参了無疑義玩経文厥気上逆一語當
自得之矣

百病始生篇曰其中於虚邪也因於天時與其身形参以虚實大病
乃成気有定舍因處為名上下中外分為三員道根按即幅員字是
故虚邪之中人也始於皮膚皮膚緩則腠理開ゝ則邪從毛髮入ゝ
則抵深ゝ則毛髮立ゝ則淅然故皮膚痛留而不去則傳舍於絡
脉在絡之時痛於肌肉其痛之時大經乃代留而不去傳舍於經
在經之時洒淅喜驚留而不去傳舍于輸在輸之時六經不通四
肢則肢節痛腰脊乃強留而不去傳舍于伏衝之脉體重身痛留
而不去傳舍於腸胃賁響腹脹多寒則腸鳴飧泄食不化

多熱則溏出糜留而不去傳舍於腸胃之外募原之間留著於
脈稽留而不去息而成積邪氣淫泆不可勝論
此章論受病之由傳舍之次第之本如指諸掌寥寥數語而後
世諸書不能越其範圍而長沙夫子著傷寒卒病論為萬世之
醫宗而其生平得力之處悉本乎此古人謂五經為衆說之郛余於
是章亦云
玉機真藏論云風者百病之長也今風寒客於人使人毫毛畢直皮
膚閉而為熱當是之時可汗而發也或痺不仁腫痛當是之時可
湯熨及火灸刺而去之弗治病入舍於肺名曰肺痺發咳上氣弗
治肺即傳而行之肝病名曰肝痺一名曰厥脅痛出食當是之
時可按若刺耳弗治肝傳之脾病名曰脾風發癉腹中熱煩心
出黃黃疸有因肝風傳脾而發者治宜風藥當此之時可按可藥可

溶弗治脾傳之腎病名曰疝瘕少腹冤熱而痛出白一名曰蠱當
此之時可按可藥弗治腎傳之心病筋脉相引而急病名曰瘛
當此之時可灸可藥弗治滿十日法當死腎因傳之心心即復反
傳而行之肺發寒熱法當三歲死
鶴皋吳氏改三歲為三噦汪氏駁其失理不知三字當作
去聲讀如季文子三思而行之之三字解非謂連噦三聲而
死也經文歲字明係噦字脫訛若作歲字則前此病邪未深
傳經方遍既云弗治滿十日法當死矣何以病邪既傳周而
復始加之以寒熱而反能延至三歲乎細玩通章其理自見
厥氣論曰腎移寒于脾癰腫少氣脾移寒于肝癰腫筋
攣肝移寒於心狂隔中心移寒于肺肺消肺消者飲一溲二

死不治肺移寒于腎為涌水涌水者按腹不堅水氣客於大腸疾
行則鳴濯々如囊裹漿水之病也脾移熱於肝則為驚衄肝移
熱於心則死心移熱於肺傳為鬲消肺移熱於腎傳為柔痓
腎移熱於脾傳為虛腸澼　月移熱於膀胱則癃溺血膀胱
移熱於小腸鬲腸不便上為口糜小腸移熱於大腸為虙瘕
為沉大腸移熱於胃善食而瘦又謂之食亦胃移熱於胆
亦曰食亦胆移熱於腦則辛頞鼻淵々々者濁涕下不止也
傳為衄衊瞑目故得之氣厥也

汪氏注曰諸證多屬火熱而經文但云移寒若作熱解則
下文又有移熱一段諸注遂混訓釋或言熱或言寒語雖
不一義實難移竊謂移寒二字當作受病之始言○

余謂以受病之始注寒字似已然經文所言諸病大半屬熱何以言致病之由則前云積寒而後忽云積熱乎要之所云積寒者由外感而得者也其見症屬熱者寒邪積久而化火也即經所云重陰必陽也化火而仍謂之寒者溯其朔也猶傷寒論中發狂譫語之熱症仍稱傷寒也所云積熱者由內傷而得者也即經所云五志之火是也丹溪云氣有餘便是火是即此意故得之氣厥也一時摠結下半篇內備言五臟各有作而上逆則成火象也東垣李氏著書分別內傷外感大指本此厥痛論曰厥心痛與背相控善瘛如從後觸其心傴僂者腎心痛也腹脹胸滿心尤痛甚胃心痛也痛如以錐鍼刺其心心痛甚者脾心痛也色蒼蒼如死狀終日不得太息肝心痛也臥若

徒居心痛閒動作痛益甚色不變者肺心痛也真心痛手足青至節心痛甚旦發夕死夕發旦死

此章上六个心字俱作中字解非謂心乃君主之官也古人每以心字名中如躁者設危指中提[illegible]之謂之心是也至第七个心字始作心字解觀其首句加一厥字厥心痛者猶言其中痛也指腹中而言也故下文云與背相控善瘛如從後觸其心傴僂者腎中痛也餘可例推至末節心字上特加一真字以別之且五言心痛而皆不言死惟真心痛下則云死在旦夕其理甚明

○附錄某氏批云以上六个中字作心字解疑非是蓋謂六者之痛牽引及心者耳如腎心痛因腎病而心痛也至真心痛之旦發夕死則君主自病耳

逆調論曰：人之肉苛者，雖近衣絮，猶尚苛也，榮氣虛衛氣實也。榮氣虛則不仁，衛氣虛則不用，榮衛俱虛則不仁且不用。

此章榮氣虛衛氣實也之實字，當是虛字之訛。玩下文獨發虛字，未發實者，論及於實字可見。且陰陽應象大論曰：熱傷氣。又云：氣傷痛。言衛氣不足，不能溫分肉而行血脈，故痛也，所謂寒則凝滞也。丹溪云：火生於氣。緣何以氣實火盛而反生寒症也？夫氣血一陰陽也，陰陽一太極也，有相生之理焉。太陰陽明論曰：四肢皆禀氣於胃，而不得至經，必因於脾乃得禀也。今脾病不能為胃行其津液，四肢不得禀水穀氣，氣日以衰，脈道不利，筋骨肌肉皆無氣以生，故不用焉。以此觀之，肉苛之由於氣虛也明矣。又云：脾為胃行氣於三陰，胃為脾行氣於三

陽藏府者因其經而受氣於陽明若衛氣果衰則氣機流暢温養分肉榮氣亦因之而充足矣又何致有與奇之患哉

評熱病論曰有病温者汗出輒復熱而脈躁疾不爲汗衰狂言不能食病名陰陽交交者死也

陰陽交三字張氏謂汗爲陰液外出之陽陽熱不從汗解復入之陰名曰陰陽交理雖可通終屬費解王氏引五運行大論以陰陽交貼脈象講不知經文以陰陽名脈者如陰搏陽別謂之有子之類是也蓋以寸爲陽尺爲陰也而五運行大論之陰陽則指病情而言也若以爲論脈則上言尺寸反下言陰陽交是二語重出矣愚按此處陰陽交三字當作寒邪化火解陰陽應象大論曰冬傷於寒春必病温寒陰象也病温則化火

而虛於陽矣，陰陽相爭，汗又大泄，重劫陰津，液當乏矣。長沙夫子溫邪忌汗之說，蓋本諸此。

腹中論曰：病有少腹盛，上下左右皆有形根，病名曰伏梁。

汪氏云：諸注皆云與心積伏梁不同，曰切按脈要精微論以少腹有形為心疝，亦與此不同。○予按聖經詳論伏梁者凡四篇，語各不同，理歸一致。此章論病形，次節與奇病論二篇則申言致病之由而經及傳言之形也，至脈要精微論則舉以脈象矣。夫手少陰君主之官也，深居於重，不易受邪，故證見於臍而少腹有根也。少腹雖為小腸之應，而衝脈、肝脈皆假道於此，循行髀與腹臍而迴繞於臍，故環臍而痛也，即世俗所稱小腸氣者是也。心脈急者，心與小腸相為表裏也。伏梁為五積之首，為害尤

甚哉聖人不憚反復辨論而互相發明耳

痿論曰肺熱葉焦則皮毛虛弱急薄著則生痿躄也心氣熱則下脈厥而上上則下脈虛虛則生脈痿樞折挈脛縱而不任地也肝氣熱則膽泄口苦筋膜乾筋膜乾則筋急而攣發為筋痿脾氣熱則胃乾而渴肌肉不仁發為肉痿腎氣熱則腰脊不舉骨枯而髓減發為骨痿

痿與痺似是而非者也痺多外感而痿則必非內傷矣痺症各經受病不同諸經各自為病痿則諸經受病而藏歸於肺也篇首以手太陰作一總冒下乃分列諸經名目文法既殊旨從自異猶言肺家移熱於諸經也肺為相傅之官主理一身之氣化故肺病而他藏皆病矣觀於此節五藏因肺熱而發為痿躄一證

自明下文又云治痿獨取陽明亦扶土生金之意所謂虛則補其
母也
平人氣象論曰人無胃氣曰逆逆者死春胃微弦曰平弦多胃少曰肝
病但弦無胃曰死胃而有毛曰秋病毛甚曰今病藏真散于肝
肝藏筋膜之氣也夏胃微鉤曰平鉤多胃少曰心病但鉤無胃曰
死胃而有石曰冬病石甚曰今病藏真通于心心藏血脈之氣
也長夏胃微耎弱曰平弱弱多胃少曰脾病但代無胃曰死耎弱甚
則代耎弱有石曰冬病石甚曰今病藏真濡于脾脾藏肌肉之氣
也秋胃微毛曰平毛多胃少曰肺病但毛無胃曰死毛而有弦曰春
病弦甚曰今病藏真高於肺以行營衛陰陽也冬胃微石曰平石
多胃少曰腎病但石無胃曰死石而有鉤曰夏病鉤甚曰今病藏

真下於腎，腎藏骨髓之氣也

此章論胃字最爲親切微至。蓋胃神根三字，本屬虛位，和氣形迹至可尋，胃字尤難形容，今以微弦、微鉤等字體帖出之，所謂神妙難到，就本題也。蓋脈宜弦而長太過，曰微弦者，言脈象雖弦而其中自有和緩從容揭之之氣象也。胃氣衰少，病邪立至，若胃氣全無，則藏真脈見，而死期可待矣。毛而有弦、石而有鉤，非毛中帶弦、石中帶鉤也，謂當毛、當石之時而反見弦鉤之象也。與上文胃而有毛等句語意自別，極其勝負之微，亦不同也

脈要精微論曰：心脈搏堅而長，當病舌卷不能言；其耎而散者，當消環自已

王氏以耎散爲氣實血虛，消字作消散解。張注謂消字作消渴解。按諸經旨，雖稱允當。○予謂耎且散者，氣血俱虛也，當消

者言肌肉消瘦也環謂歲運一周也猶言見斯脈象當見肌肉消爍之症一歲之後真元克復病邪息矣所謂自得其位而起也此言脈而及於病也若作消散則是兼論治法矣且肺既消散消散復施是重其虛也安見環而自已乎若作消渴則消渴為巨症安見周歲之後不藥而自已乎。道根按古經字環作還

又曰肺脈搏堅而長當病吐血其耎而散者當病灌汗致令不復散發也

馬注謂發散之藥一服即已不必復進者誤也汪氏謂肺虛汗多將懼亡陽不能更任發散者亦非蓋肺為氣之主也脈既耎散胃氣大虛故汗出如灌猶云氣虛故汗出汗出則氣益虛致使藏真消亡不能散發於一身以温分肉也下文腎脈耎散當病少血至令不復也亦即此意若以散發為發散之藥則不復二字又將何解

生氣通天論曰陰之所生本在五味陰之五宮傷在五味味過於酸肝氣以津脾氣乃絕味過於鹹大骨氣勞短肌心氣抑味過於甘心氣喘滿色黑腎氣不衡味過於苦脾氣不濡胃氣乃厚味過於辛筋脈沮弛精神乃央

味過於苦一節王氏汪氏皆以苦味燥脾而益胃火能生土之義爲解馬氏以胃脹詁厚字汪氏駁之甚力予謂此篇注疏馬氏獨具隻眼若以燥脾益胃爲解則是過食苦味而有益矣四節言過食酸鹹辛甘而害人此節獨言過食苦味而益人於理云何且上文云陰之五宮傷在五味初未嘗言傷於四味也蓋苦溫之味專剋胃津馬氏有見於此故以苦寒之品救之但苦溫固能剋津苦寒亦能戕胃馬氏之用芩連亦自有矯枉過正處當以甘寒養胃而得耳

四氣調神大論曰聖人不治已病治未病不治已亂治未亂夫病已成而後藥之亂已成而後治之譬猶渴而穿井鬭而鑄兵不亦晚乎

此章不治已病治未病句不可看煞猶言肝經氣盛而爲病勢必賊伐脾土聖人當此先及中都虛敗之時先抑木以扶土也諸藏皆可例求矣若呆煞句下將謂上古聖人於無病無疾之時則日施藏於藥餌至病勢已成之日竟束手以斃也可乎

某氏批不治已病謂不待病而治之也治未病謂當無病之時常調攝以養其中和也似不必泥定一經說

肝經補瀉論

夫肝爲厥陰之藏在天爲風在地爲木其體屬陰故能藏血其用屬陽故能動氣蓋陰陽分屬五藏而五藏各具一陰陽也即以肝論氣即肝之陽也血即肝之陰也古人治肝氣多用伐肝平肝之法病勢

輕者應手而愈一遇重症今必伐愈虛委諸不治之例者比比皆然抑思
人在氣交之中五行之氣迭相為用五者闕一則生機或幾乎息矣
今其說曰肝無補法又曰肝氣患有餘故恣行攻伐而無所顧忌不知氣
之有餘者非真有餘也蓋陰血不足以涵濡致使無根失守之氣浮
游於上愈生諸症夫陰衰則陽氣偏勝陽氣偏勝則真陰益衰經
所謂亢則害也倘恣行攻伐則向之陽盛陰衰者後且陰陽俱竭然
則其所有餘皆其所不足也何得謂肝無補法乎且肝為將軍之官其
性剛烈何可屢行折挫愚按凡治剛臟之病初起用辛溫之品散其抑
鬱之氣經云肝欲散急食辛以散之初病治標之法也若病邪不衰即
宜用甘潤養血之品調其陰以制其陽經云肝苦急急食甘以緩之
久病治本之法也不應用乙癸兼調之法滋養腎水以培其生化之源耶

謂虛則補其母也。倘芸稱苓菌之屬使之稍泄其氣，最爲允當。蓋此類附木而生，得木之津液而滋濡長養。卜筮家以子孫爻動爲本身泄氣，即此類也。

腎經補瀉論

腎爲水藏，先天之本也。顧先天二字最難體認，人以先天爲天一所生之水，似已，不知先天有真水，亦有真火。獨陽不生，獨陰不長，陰陽均調，生機乃固。經云七節之旁中有小心是也。此處景岳張之獨具隻眼，後人不顧其理，恒執黃蘗知母爲補腎之要品。若其人真火先虛，腰膝酸冷，猶以北方補水之品助陰以制陽，欲何而不蹈實實虛虛之禍哉。至於川斷、杜仲、杞子、菟絲之屬，性温而火者，陰虛有火之人當在禁例。

心經補瀉論

經云心者君主之官也得丁火之精而位正南離故心經自動則火勢上炎矣君失職四藏效尤遂成燎原之勢經曰一水不能制五火蓋五藏惟腎屬水而又有相火寓於其中以此制彼何以異於鄭蔽楚哉故丹溪朱子有陽常有餘陰常不足之論也今人用連芩梔為瀉火要品不知人患心火之上炎非患心經之有火傳曰雖惡是其可去乎且心為虛靈之府有恭己無為之象非若他藏之以氣血充盈也備直折其火雖稱至治夫治火之法有四而直折之法不與也一曰補北瀉南心火上炎惟水可制法當峻補腎家之水使水旺則火自平所謂壯水之主以鎮陽光即金丹大道抽坎填離之法也二曰藏病治府心與小腸相為表裏兄妹之藏也府氣一通藏氣自平火府丹導赤散之所由設也三曰培所勝以捍其威經曰藏氣偏勝則侮其所

不勝而乘其所勝勢必然也故火旺必扶金凡物之性得我之所尅者則其氣益旺觀月令之春季祭先脾夏季祭先肺可見保肺則火勢不得橫行且辛金得之則壬癸得生化之源何難制丙丁之餘焰謂陽二陽三之治法也四曰開其鬱以洩其氣凡人情志不遂則多所抑鬱鬱久則生火試觀五穀之類積久生熱是其驗也宜用菖蒲鬱金之屬以開之重於理氣則火自降丹溪氣有餘便是火之說也是又法外之法也

脾經補瀉論

大凡五臟六腑之相為表裏者不過勢相連屬耳惟脾與胃之經則一而二二而一者也經云胃者水穀之海又曰胃為五臟六腑之海五臟六腑所由稟氣者也又云飲食入胃游溢精氣上輸於脾脾氣散精

上輸於肺言陽明太陰相助爲理以成後天之根本也今人治脾之通病有二一曰脾胃混治夫脾之爲太陰神在天爲濕在地爲土故喜燥而惡濕胃屬陽明神在天爲燥在地爲金故喜潤而惡燥然胃不知飢神倦四肢無力者脾以滿不運也與胃無與知飢不能食或食入即嘔者胃津枯槁也與脾何関世俗一見飲食妨礙混稱病在脾胃即用燥烈之藥不知脾寒不運者果爲中病若胃津枯槁之人不用甘寒養胃之品而妄投燥品則胃燥津枯食不下咽精氣不能上輸於脾之陽日益衰微竟成噎膈重症而執東垣專治脾胃之說豈非東垣之罪人乎一曰恣行消導夫胃有食積惡聞食氣或食入即痛中脘拒按者固宜此法若並無此等症但脘痺即飢者是謂中都健運失職病不在胃妄用攻堅磨積之藥是脾病

而反治其胃也胃雖多氣多血其依堪與爭戰則治之奈何曰求諸肺以治脾求諸腎以治胃脾病必傳肺母病傳子也故脹久必繼之以喘夫肺為相傅之官主理一身之氣化肺氣順則諸氣皆順矣且脾病則肝木必乘乘土之虛肺氣清肅木請土安不治之治也腎家主藏津液經曰腎者胃之關也故腎水虛則諸經之津液皆虛滋培腎水則胃汁日充且又能涵濡甲乙為戊己折衝於樽俎也

肺經補瀉論

經云肺為華蓋居至高之分而治節一身又曰肺主氣言五藏六府之氣皆統屬於肺也在天干為庚在地支為申庚申之位金氣乃盛金能生水而五行遞相生長是肺者為先天腎水之根蒂人命之樞機也世俗治肺大約直攻呆補材說曰金實則無聲故遇失音欬嗽之人

輒過投瀉肺之藥不知此症多由於肺虛津枯遽行攻伐每致肺氣之
絶絶五藏生化之源而成敗之症可勝道哉夫肺爲嬌藏其合爲皮毛而
開竅於鼻邪之中人都從口鼻吸入故肺較他藏最易受邪雖是直
攻尤難呆補所以治肺之消息比他經而更難也人知金能尅木而不知木
亦能尅金所謂所勝侮之也謂之微邪凡見咳嗽脇刺痛而脹滿或
胸脇逼之有礙者是其候也法當制木以平金人知清心可以保肺不知
滋腎即所以保肺也夫腎爲先天之本存水有火真水一虧相火必上
君火亦隨勢而燔灼今以添水之品填補真水之旺則相火受制而潛伏
相火潛伏君火自孤而肺金清肅之氣得全矣人知胃土可以生金不知
胃火亦能爍金也蓋胃之用爲己土而胃之體則陽明燥金也與肺金同
氣相求胃汁充盈則資肺金之氣化若胃汁枯槁則生燥燥而化火而

燥熱於子藏則肺金陰受其害矣故曰治肺之消息較他藏而尤難也

運氣太過不及化復論

人身一天地也天地一陰陽也願以人身論之則人身一小天地而即天地論之則天地一大人身也夫天之體為陰其用為陽其德健行而不息其所行臨之令為運其數五以應五行之氣也地之體為陽其用為陰其德廣厚以載物其所行之令為氣其數六即稟五行之氣對沖而成六數也天以陽生陰長地以陽殺陰藏陽中有陰陰中有陽人在氣交之中稟五行之精而生五藏以應天道之實為故藏而不瀉稟六氣之精而生六府以應地道之生化故瀉而不藏人以五內化五氣以生七情猶天之以五行御五位而生六氣也夫五運六氣有主有客主運者何甲乙為木丙丁為火戊己為土庚辛為金壬癸為水此天干兄弟之次序也客運者何

甲與己合而化土乙與庚合而化金丙與辛合而化水丁與壬合而化木戊與癸合而化火此天干夫婦之配合也皆以次相生如初之運屬木二之運屬火是也每一運各主七十二日零五刻此天干在上爲陽所以主乎運也主氣者何寅卯屬木巳午屬火辰戌丑未屬土申酉屬金亥子屬水此地支循環之次第也客氣者何子對午而爲手少陰君火卯對酉而爲足陽明燥金辰對戌而爲足太陽寒水巳對亥而爲足厥陰肝木丑對未而爲足太陰濕土寅對申而爲手少陽相火此地支對沖之定位也如君火司天燥金司地上者右行濕土爲天之左間風木爲天之右間所以面南而命其位也下者左行寒水爲地之左間相火爲地之右間所以面北而承其命也一氣在上一氣在下二氣在左二氣在右地之左間爲初之氣天之右間爲二之氣司天爲三之氣天之左間爲四之氣地之右間爲五之氣在泉爲終之氣每一氣主旺六十八日半零三刻此地支在下爲陰所以主

平氣也五陽干年為太過其大寒前十三日交名曰先天五陰干年為不及其大寒後十三日交名曰後天平氣之年正大寒日交名曰齊天此客運之太過不及也午未寅酉辰亥之年為正化子丑申卯戌巳之年為對化正化為實為本對化為虛為標即如甲子歲甲為土運統主一年子為君火專司一年主運以位而相次於下客運以氣而周流於上客氣加於主氣之上主氣臨於客氣之下六甲年土運太過雨溼流行腎水受邪治當除溼補腎六己年土運不及木氣反旺反見風化治當益脾平木其餘皆可類推矣凡運氣相生則和相尅則病有相生而亦病者不當其位也以上臨下為當位以下臨上為不當位司天尅運則順運尅司天則逆氣尅運則順運尅氣為逆運與氣同曰天符天氣生運曰順化天氣尅運曰天刑運生天氣曰小逆運尅天氣曰不和運過臨本氣之位曰歲會天符歲會相合

曰泰乙天符運與四孟月相同曰支德符運與交司日相同曰干德符
太過之運加地氣曰同天符不及之運加地氣曰同歲會凡五運六氣
有所偏勝皆能化疫大約以運氣論之則地氣為主而天運為賓蓋天
為萬化之祖地為萬物之母天運為初萌之朕兆地氣則有氣化之可
見猶人身之本乎父而成形於母也地氣淫滑化故疫邪成病諸竅必
受蒙蔽而必需芳香之品以逐之也然亦有在天之運氣有在人之
運氣天時勝則從天人之病勝則從人予嘗於戊子歲仲秋治霍亂轉
筋時疫用左金丸一服率皆應手取效考諸經旨戊年為火運
太過熱病乃行治當降火補肺予維本年夏令炎威熾盛二月
有餘未嘗間斷況當火運太過之年火盛則土燥而焦焙肺金生
化之源故仲秋肺金司令而反退舍也肺金退舍則肝木無制而凌

其所不勝所謂亢則害也以此觀之是火旺之年亦見風化之疫不可膠柱而鼓瑟也張子和曰病如不是當年氣看與何年運氣同非入靈蘭之室者何足以語此乎

伏暑字義說

暑而曰伏欝積日久之義也日者字从日明係微陰純陽之氣也故先醫謂之溼溫經云冬傷於寒春必病溫丹溪朱子曰凡六淫之邪日久皆能化火即如農人刈草飼牛堆積頃時中必欝蒸成熱夫草之性冷所不待言而欝積之餘反從火化此寒化之火也物變則變自然之理也以此觀之則傷寒病溫亦從化火之說如指掌矣夫寒邪之性與溫相反且能傳變況暑與火皆屬陽邪同氣相求乎此香巖葉氏所以有溫邪最易

化火劫燥津液之論最易曷言化火者言其性也劫燥津液者窮其流弊也病名伏暑者可知其病在今日受病不在今日矣暑温之氣初從口鼻吸入彌漫上焦氣分之中肺氣因之痹阻肺金不清則腎水無所稟承此津液之所由劫燥也初起之時津液尚充正氣猶可支持故病邪雖在內不即發動迨津日益虧病日益深其陰失守陽氣偏勝暑邪乘機竄絡發而身熱脈數口乾胸痹諸症如烏合矣當此之時急用甘涼生津之藥以助陰制陽猶恐不及若用辛溫發散破氣消導等法以伐胃而劫津暑邪得辛溫之助則猖獗益甚胃津受消導之累則勢益孤危又何怪乎輕者重而重者死耶大約此症亦有傳經直中之分初病身熱脈數至四五日而神昏者猶傷寒之傳經也其人腠理尚密暑邪循次而入不經

直損心包也病人一二日即見作嘔神昏或舌強者猶傷寒之直中也此但即用生脈復脈等法尚可挽回十中一二係補晚按束手待斃矣至於初病在衛久病在營之論亦指傳大略之詞不可呆煞句下試看傷寒論中有依次相傳者有越經而傳者有二經合病併病者寒識有之暑亦宜然一隅三反可借鏡也

溫邪治論

經云熱病者傷寒之類也難經曰傷寒有五有中風有傷寒有濕溫有熱病有溫病世人將此數語滑突念過遂以傷寒之法混同療治不知內經之旨言溫病與傷寒頭疼身熱似是而非也難經之旨言傷寒之類有五般以諸症表而出之也若拘執字面不求古人命意之所存是盡信書不如無書

矣且傷寒治法入手即用麻黄桂枝辛溫之品取其以溫制冷也若以治溫則以溫助溫病不反劇乎況春為發生之紀溫行化熱邪猶春令之萬物發舒是也故病溫之人其氣必虛溫邪着人而化火風邪挾溫而化燥猶天干之甲己化土是也故病溫之人其津必涸今用辛溫發散之品以耗氣劫津何怪其汗出不止神昏痙厥諸症蜂起耶或曰溫邪既非傷寒之比也何以或表或裏與傷寒從同也曰此受病之人各殊也溫為天行不正之氣非擇人而施其人五臟調和氣機流暢則邪弗能害或其人肺有積熱則邪入肺而咳嗽鼻塞之患作心有積熱則邪入心而神昏煩悶之病成矣其見症雖似傷寒然以發熱論之傷寒則先寒而後熱此則但熱而不寒

也以出汗論之，傷寒則見汗而邪即解，此則汗多而病益深也；以大便論之，傷寒則以便溏為邪盡，此則以便溏為邪在也。有此三異，何謂溼同。經云：陰勝則寒，陽勝則熱。溼溫之人，陽氣偏勝，陽勝者陰必虛，猶太極之失為消長也。余宗此旨，謹堅陰抑陽，湯雖非萬全，實有奇驗。用知母、黃芩為君，救真陰於垂絕，奪亢陽之炎熾；且知母能益胃汁，胃氣感而和自平；黃芩能清肺金，肺氣肅而邪受制，所以清其源也。用牛蒡、西豉為臣，一則透表解肌，平皮膚之風熱；一則辛涼清熱，除臟腑之鬱蒸，所以治其流也。用甘草、蘆根為佐，甘溫能除大熱，甘守津還，甘淡而解煩寬，熱除病退。用枳殼、杏人為使，枳殼能疏氣分，衛氣行而邪無所容；杏人可解皮毛竅開而邪將自解，所謂求其屬也。至於挾風挾溼加滑石、薄荷，為痛為嘔用竹茹、橘、蔻，神昏則至寶可投，斑透則犀角可用，胃津枯則麥冬、鮮斛，陰液亡須生地、阿膠，舌黑則寒涼宜進，神怯則滋補宜施。凡諸古法，萬有不齊，而要以在衛在營為界限。近代惟香岩葉氏深明此旨，然其論初病在衛，久病在營，亦言其常而未盡其變也。如初病神即昏，是初病亦有在營者矣；久病舌潤神清，是久病亦有在衛者矣。總以見症為憑，參以色脈，庶無拘執之患矣。西江喻子論醫識論營衛，多發前賢不傳之奧，獨於此條溫瘧相混，詒誤千古，未免千慮之一失也。

辨舌胎法

舌者心之苗也又足太陰脾脈、少陰之脈皆循舌本故四經有病責見於舌且腎為先天之根脾為後天之本故觀於舌胎之朕兆可以知病勢之吉凶傷寒金鏡錄及杜清碧察舌法論之甚詳無庸贅矣顧余之所不能無言者在疑似之間耳如傷寒舌白明係寒邪在表之徵可用麻黄桂枝細辛蘇葉之類若三時雜症初起皆有白胎若用前藥禍不旋踵矣此其辨在有地與無地耳雜病之白胎薄而無地為時邪留連氣分更有舌如布粉四圍留紅邊一線者此為疫邪入募大凶之兆若舌強神昏即為不治之症矣世人見有白胎即用大表之藥一二劑以致汗出如雨津液涸極臟府之氣不能傳布於舌故舌上光如鏡面胎痕悉化而諸虛之症百出矣至如黑潤一胎先醫謂為水來尅火之危疾當用溫藥以回陽。予按見此舌者，尺脉空虛，此因腎經真氣將絕而顯真臟之色，亦如脉之有真臟也。當觀三陰並用，生地、阿膠、五味、洋參以收腎家垂絕之真陰，用天冬、麥冬、知母補肺金以滋腎水之源，用丹皮、白芍、歸身補充肝木以制尅腎之脾。三陰並補，二三劑而黑胎旋化，獲愈者數人矣。敢竭愚衷，語諸來許。

治病必求肯綮論

為醫家家言者，自軒岐而降，數千年來，代不乏人。靈素論六淫主治，及正治、從治、不治、已病治、未病諸法，亦云詳矣。迨四大家出，互相發明，君闡前人不傳之蘊，醫林載籍始稱大備。學者潛心誦習，何患道少哉？然遇疑難之症，非成法所能拘，必須細心體驗，對症立方，始免膠柱鼓瑟之消。余嘗治一人，初患寒疝繼而痿癘白濁嘔吐流痰諸症蜂起就症用藥迄無一効偶閱星家書有殺旺官衰傷官淫殺財多即弱之學即淫財之說因恍然悟曰濕病之求肯綮也亦如是夫竊思此人所患五症肝經居其三焉其餘特兼症耳且按其脈如弓弦知直取厥陰即此症之肯綮也乃用左金丸加香附青皮之類二劑而諸症披靡矣爰舉一隅以告來者

辨喻氏擅改經文之誤

經云秋傷於濕冬生欬嗽西昌喻氏謂天有六氣風寒暑濕燥火六者並峙自經旨以及歷代名家于風寒暑濕火五項互相闡揚幾無餘蘊獨於燥字概置不講且欬嗽翻因于燥傷濕似與此症無涉逞其臆見竟將經文擅改燥字舉世靡然從風百年於茲矣嗟嗟軒岐已渺微言僅緒不絕如縷惟此靈

蘭秘典當等諸金科玉律肆力研覃靡敎别開神悟心契古
人而乃弁髦棄之是誠何心哉夫世俗醫流不失之庸淺即失之
拘墟而喻氏以宏肆之才目空今古其所論說不下數十萬言誠
醫林之梟傑也獨至此處滅裂經義易一字而生四誤請詳言
之以質明者夫嗽必有痰痰為水之屬濕聚而痰生焉故二陳消
痰必主（道根易主字元文是佐字）以茯苓之滲濕人既傷濕至冬月腎水主
令與濕邪同氣相求且濕久亦能化火痰火既結咳嗽以成今易
燥字昧乎咳嗽之因（其謬）一也古人云有聲無痰曰咳有痰無聲曰
嗽濕痰凝結則嗽而必兼咳燥氣傷肺則但咳而不嗽今易燥字
昧乎咳嗽之義其誤二也且濕邪傷人必待化火生痰水氣偏
旺而後咳燥氣傷肺則肺熱葉焦而咳不旋踵矣何必至冬而

始見乎今易燥字昧乎傳變之義緩急其誤三也濕久必化火火鬱則生燥是濕為本而燥為標也外感之燥感而即發傳變之燥至冬始成今易燥字昧乎欬嗽之標本其誤四也有此四誤而世且宗之者蓋亦有說丹溪云陽常有餘陰常不足近世陰虛火旺之人十居其七故欬嗽之症多見乾燥投以潤品病勢少安若遇寒濕為患之人亦指為燥禍可翹足而待矣今其說曰置燥氣亦不理則不可謂之知言者矣夫燥為火之用火為燥之體二氣是一是二故先哲無從著文耳若四氣之不講則仲景之炙甘草湯孫真人之酥蜜膏酒李東垣之清燥湯朱丹溪之活血潤燥生津飲又何為而作也才如喻子偶落偏見貴遺誤至此況其下焉者乎

識小録下巻

咽喉論

經云喉主天氣咽主地氣言喉爲肺司呼吸而通氣於鼻咽爲胃納水穀而受氣於口也又曰清陽出上竅濁陰出下竅清陽發腠理濁陰走五藏清陽實四肢濁陰歸六府是咽喉者司二氣之橐籥爲百骸之樞機故二氣調和飲食入胃游溢精氣上輸于脾脾氣散精上歸於肺此地氣上騰之象也肺居上焦稟其高之氣爲諸藏之華蓋而治節一身所謂傳相之官也肺氣清肅行下降之令故能通調水道下輸膀胱水精四布此天氣下應之象也地天交會雲行雨施化生萬物大易之所謂泰也反是則天地不交而成否象矣黄帝曰世人不知

保養風寒暑濕燥熱六氣喜怒憂思悲恐驚七情役冒諸
理百病生焉夫病證既成變症百出死生存亡之機速如反手
然予以為證雖多不外寒熱虛實表裏陰陽八字而已
色紅而渴躁咳厥逆脉沉而躁舌見白胎或黑胎而潤不思飲
面青黑如直中傷寒者寒也經曰寒者熱之又曰諸熱之而寒
者取諸陽色赤如火惡熱引冷脉洪而數舌胎黃黑或見人字
紋煩躁思飲欲坐臥泥水中者熱也經曰熱者寒之又曰火鬱發
之又曰諸寒之而熱者取諸陽眩運著讚脉虛而耎甚則散
大無力少食多睡而易醒心惕肉瞤倦怠不欲見人者虛也經曰衰
者補之又曰勞者溫之又曰穀肉菜果食養盡之氣滿脹失
氣轉快脉實而堅甚則沉而搏指胸腹沉悶夜夢墮墜下者

實也經曰強者瀉之又曰血實決之堅者削之又曰太過則奪之
頭痛鼻塞發熱惡寒腰脊強痛洒々然畏風脈浮而緩甚則
浮緊者表也經曰客者除之又曰辛以散之所謂體若燔炭汗
出而散是也表證不具煩悶神昏發狂譫語朝重夕輕大便秘
結小便澀黃脈沈而不浮甚則伏著筋骨者裏也經曰攻裏不
遠寒又曰寒折其鬱氣先資其化源其脈沈細其人倦怠默々
不欲語面色青白或是白微黃無神者陰也其脈浮數甚則
洪大面赤唇焦口乾舌燥胎黃黑而燥善怒狂呼目中見火者陽
也經曰謹察陰陽所在而調之以平為期正者正治反者反治此々
者治咽喉之大概也然又有錯綜複雜者如寒有表寒裏寒之
與熱極而似寒者熱有表熱裏熱虛熱實熱與寒極而化火者

虛有虛寒虛熱之虛實虛陰虛陽虛實有表實裏實之抵
之殊至於表則為寒為熱為六淫為虛實非一致裏則或實或虛或
寒或熱且有不同而且陰極似陽陽極似陰物極因之而化陰盛格陽
陽盛格陰勢盛必致相傾凡諸變化莫可明言要在先事推測臨
證審慎察證病無遁情藥無誤用驅使草木如行三軍於
此道則能矣經曰毋盛盛毋虛虛而詒人夭殃毋致邪毋失正
而絕人長命善夫

讀咽喉論

咽喉屬肺胃前論論之詳矣然其發病之由有不專在於太陰陽明
者是又不可以不辨 按諸經手陽明主津液自動則口乾而喉痺
足太陰脈絡則俠咽連舌本而散舌下手少陰則支脈俠咽而

蓋目系手太陽則直絡心中而循嗌咽自動則嗌痛頷腫足少陽之脈絡則俠舌本而循喉嚨自動則咽腫舌乾手少陽自動亦致嗌腫喉痺足厥陰之脈絡上循喉嚨自動則嗌乾宜任脈至咽喉而上頤督脈貫心而入喉自動則嗌乾由是觀之此七經二脈者皆足以致咽喉之疾甚不專係于肺胃也明矣或問曰古人治咽喉諸症只用甘桔二味子以為不在肺胃則古人之意何居乎予曰吾以為不必專責肺胃者非謂與肺胃無涉謂受病之地屬肺胃而所以致病之由有不專在於肺胃者耳且古人之用甘桔豈專治肺胃哉經云一陰一陽結謂之喉痺桔梗能瀉肺氣散結利痰甘草瀉十二經之火毒而扶脾土以生金且甘性緩中甘緩能除諸痛即經所謂結者散之急者緩之之意也

夫肺者氣母，諸藏所由稟氣者也。調一藏而諸藏之氣平與正，
本清源之治也。又恐宣泄太過，藏氣寖傷，即以甘草補其母，以
滋生生不息之源。軍志所謂折其衝而善其後者此也。藥止二
味，而其闔闢消息之妙，合乎太極生生不竭之能，誠窮神達化
之聖，烏能與於斯哉！然則古人之用甘桔，豈專治肺胃哉？要
之，離肺胃以言咽喉不得，泥肺胃以言咽喉亦不得也。務在
臨症之時細參色脉，深悉病情，而隨時治應斯可，否則難免於
膠柱鼓瑟之誚矣。

咽喉宜清散論

夫咽喉諸症由於外感者十之七，由於內傷者十之三。蓋咽喉屬
肺胃兩經，而開竅於口鼻，通氣於皮毛肌肉。風邪襲人，內干

藏府而諸證蜂起矣攷諸經有風淫於内以辛散之之例又曰體若燔炭汗出而散此散劑之所由昉也庸工拘泥成法不知變通概用汗藥多至數十劑而升提太過火勢上炎其禍尤烈更有矯其弊者起而以涼藥清之應手輒已因謂刱為獨得之秘一遇此症即用寒涼以致火鬱不發胃氣浸傷蓋自時是不死於汗而死於清矣其禍不更烈耶抑知經言風淫條原係治以辛涼佐以苦甘另法倍工罔窺聖意遂至荒經蔑古而流毒若此悲夫

剛復巽懦二者交譏論

王宇泰有言聖人憫疾病之苦而醫藥興醫藥既興而民不死于疾而死於醫矣此智者所以激而有不服藥為中

醫之論也斯言也蓋為剛愎自用而草菅人命者發也夫草菅人命者夫人知之而痛絕之其害猶淺更有粗懦無能之輩不識靈素難申為何物唐宋以下醫自命取湯頭歌訣萬病回春等書置案頭摘取無過疲藥數十種簡便揣摩集為常用極淺小恙猶或偉效遂咸稱是古以為倉扁復生一遇重症目眩心迷遷延濡滯以圖僥倖延至將死候方辭棘手且多方緣飾若有先見其殺人之慘非特人不之覺而且己亦不悟禍乃過於剛愎其毒尤深也竊願通經博古之士為之振興之也

咽喉鍼刺論

經云血實決之此針刺之祖也又扁鵲有鍼經若干卷出入神化功

效如神後世不講此旨遂致書曰盖氣中陽外内不通不施鍼刺藥無全功此言不用刀鍼之悞也然不用刀針固非全策妄用刀鍼禍亦深因口中有兩處切忌刀針其一蒂丁即小舌也其一舌本舌之下根也又喉珠重腭在所必禁至於凡神人神所在之處不可拘泥盖地屬要衝生死所繫不若他處可以靈遷延時日也且方書所傳禁忌未必盡驗即使有驗亦豈可束手以待斃乎武侯有言伐賊亡不伐賊亦亡與其坐而待亡孰與伐之知言哉

三脈解

古人有云三脈猶在雖危不死言醫家死症層見疊出苟三脈未絕者猶有可生之機也世人多以三脈為胃神根三者不知胃神根之三者皆屬虛擬議之詞非有定位而可以脈名也且

胃神根、所在、前已言危又誰復疑其死耶予嘗細論內經而得三脈之說請詳言之一曰衝陽足陽明之動脈也跗上五寸骨間動脈是也一曰太谿足少陰之動脈也腳踝骨上動脈陷中是也一曰太衝足厥陰之動脈也足太指本節後二寸陷中是也衝陽在則後天未絕太谿在則先天未絕太衝在則生生之機未息有此三者其不死也明矣然衝陽一脈若見弦急之象即為肝木尅土之惡候不可不知

癰疽不拘部位論

癰疽之名昉自靈素癰者壅也發於六府腫高而突皮薄而光色赤作痛易潰易斂為熱為實為陽疽者沮也發於五臟腫平而塌皮厚而堅色白不痛甚且麻癢間作難潰難

飲為虛為寒為陰是癰之與疽判若天淵矣無如世俗外
科方書但知圖畫瘡樣不分寒熱虛實表裏陰陽發
於某處曰某癰發於某處為某疽不待切脈問症而
先定其名似癰疽隨部位而名望聞問切皆屬虛文矣如
曰腦疽曰頸瘡豈腦後決不生癰頸中決不發疽乎又曰
腦疽根赤腫痛口苦渴而心煩者為陽頸癰漫腫不疼
木硬不潰者為陰豈天下又有陰毒之癰與陽毒之疽
自相矛盾一至於此體切一差用藥反掌其誤豈淺鮮哉
要之癰疽二者以陰陽分之則可以部位分之則不可也凡遇
陽瘡患具者不問何經何部即以瘡藥清之陰症患具
者不問何經何部即以疽藥溫之則治瘡疽之法思過半

矣

毒無定位論

方書言甘草能解十二經癧以瘍之毒以及諸藥禽獸之毒瘍家者流視爲解毒妙品似也然有服之而極效者亦有累服而不効者則以瘍有定名毒無定位故也如沍寒積冷血脉凝滞而瘀爲疽者寒即毒也温之而毒即解矣於熱毒傷灼肌肉而瘀爲癰者熱即毒也清之而毒即除推之七情之怫鬱六氣之乖和症各不同毒非一致苟能洞燭觀變操縱因心自見右有左宜而毒即迎刃而解矣彼執甘草一味爲解毒妙品者又何怪其累服不效也哉

舍時從症論

經云用寒遠寒用熱遠熱言用藥貴因乎時也故時當

酷暑者君火主令例用寒凉時值嚴寒寒水秉時例用辛温此古人因時制宜之大法也然亦有因時用藥而病勢轉甚者則以捨時從症之法未誤也故沉寒之症雖酷暑必用温熱火毒之瀉即隆冬必投清凉顧又有熱症似寒之症似熱者當於臨症之時細心參究不執定見不設成心斯得之矣

標本權宜論

古人云病有四百四種藥有八百八味醫之為道至繁至賾不且流衍而無歸乎然總其要領不外乎治標治本二者而已古人之言標本者各執己見入主出奴言本者以王道自居謂攻劑得之藥不宜輕用言標者以近功自詡謂病

蓋之品雖有全功不若專言補者偏非專言攻者亦非也惟權宜緩急恰中病情斯為善治假如風火急症命在須臾法宜先標而後本咽喉疔腫之類是也本元虛症遷延日久法當先本而後標流注痿痹之類是也更若老人弱體忽患急症則以標本兼施之法治之是又不可執一也

止痛無定法論

方書言止痛之方首推乳沒蓋以痛者氣血不通之所致也乳沒雖宣通氣血故服之而痛可止耳不知乳沒雖宣通氣血而痛有不專在氣血者故曰止痛無定法也如血實而痛者止之以刀針氣虛而痛者止之以參朮挾熱而痛則清之而毒即解挾寒而痛則溫之而勢即平痛由於風則荊防為止痛之的劑痛因乎溼則苓朮亦止痛之靈丹隨機活應變化因心何致詒刻舟求劍

之詳哉

癰疽由乎五虛論

自來治癰疽者必分虛實予以為癰疽未有不由于虛者特其間有微甚之別耳何言之癰疽之由有内傷有外感以外感言則風寒暑溼燥火六氣侵襲之所由致也正氣自固邪何由入譬之如城郭完固守望謹嚴盜賊豈能窺伺耶此外感兼虛之說也以内傷言則喜怒憂思悲恐驚七情拂逆之所由致也七情既逆藏氣偏勝而為所勝者即虛矣此内傷致虛之說也譬如權臣跋扈勢凌同朝無有受其禍者以此觀之癰疽豈有不由於虛者哉此東垣李子之法所以卓絕千古也或者謂聖經戒之之禍與虛虛之誡子之言又何以說也予曰毋盛盛者非然

補也患之未補者也不問何症概投參朮重劑是以有感之之禍也殊所謂補者異於是如外感所傷即於本病藥中稍佐歸芪之類即以調和營衛為之補也如內傷之症心火凌肺則瀉火以扶金肝木乘脾則制木以安土是又以保肺和胃為補也據此縱自如利循攸往何致有感之之禍哉總之補品不出參芪歸朮苟有裨於病者即補品也惟氣血衰竭者舍以人參養榮湯為主薛立齋曰氣血兩虛變生諸症但服此湯諸症悉退非深於經旨者其能為此言乎

氣血有相生之理論

人生一天地也天地一陰陽也陰陽一太極也天地有時而失紀人身有時而疾病陰陽有時而沴戾氣血有時而衰竭經云謹

察陰陽之所在而調之以平為期夫氣發源於肺居身之右血發源於肝居身之左營灌一身周而復始分言之則二氣之循環合言之即一體之往復一太極相生之理也故善治血者必調其氣善治氣者必和其血二者互相涵養始能生生不息也女科以調經為主而始終賴香附以收功非明徵與或云大毒已潰可日服香附芜蔚亦有至理

水銀說

方書以水銀治病者指不勝屈瘡癘癬毒用之尤多然世人依方備治往往淪入肌骨遍身潰爛而死夫水銀性橫悍有大毒又善走無微不入以之傅潰爛之處何恠中其毒者之紛紛也蓋所謂水銀者非水銀也乃升藥之渣滓耳相沿既久積

要之雖十七八倍庸工誠不足責所不解者前賢往往立論著書凡以為仁壽斯民計而亦影響模糊語悞至今將誰執耶今特辨明願後之君子留意焉

幼科雜說

小兒係純陽之體陽氣易升難降故偶感微邪一經身熱動輒氣喘痰鳴上氣嘔吐餘其人曰小兒有痰即宜下之此論雖屬過峻然如升柴芎桔升提氣血之品要亦不宜濫用重用獨用也蓋體屬純陽真陰之氣尚未充足血不足而氣有餘者比比然也夫氣統諸肺內經論手太陰經必以清肅下降為順升提輕進最易助邪即如咳嗽痰桔梗亦所無需然必佐以牛膝杏仁之類使肺氣下行不致壅塞胸膈斯為善治

今人見小兒初生即以黃連汁灌之使解胎毒此種方法不知始自何時相沿既久遂為定例不知初生之兒如草芽水泡形骸粗就藏府精氣尚未充盈即有胎毒不過無形之火蘊結於中耳黃連乃瀉實火之品太寒大苦戕伐生機大人脾胃虛寒者猶為禁劑而乃濫施之弱質也安知腹青噤口之錯症不由是來乎 古方甘豆湯藥止二味且屬和平中正可遵用也 甘豆湯 甘草一錢 大黑豆四十九粒 長流水煎

內經有冬傷於寒春必病溫之語諸家訓詁皆云冬時感之而病者為傷寒感寒而不即病至春而病者為病溫也醫者拘泥是說遂謂溫病從傷寒而得且謂傷寒之法可以通治下病矣如麻黃湯桂枝大小青龍等湯任意襍投至病日深

而死目之甚則妄語天命可畏也夫邪之中於人也邪盛正虛者隨感
而發邪微正盛者不能即病必伏藏膚腠乘間而發今冬月傷
寒而能遲延至今者則邪氣亦並於傷寒可知也病邪並於傷寒
而延期至遲者以用藥之失其宜也丹溪云六淫之邪皆從化火茲
則寒邪内伏即從火化至春令陽氣升發火邪外應所謂物從
其類也況小兒體質又屬純陽無論桂附大熱之品大相刺謬即
如荊芥紫蘇陳皮木香辛温之藥亦不可用每見世醫用辛温
發散之品一二服而熱增舌黑三四服而神昏悶亂五六服後汗
出如珠不可救藥矣余每遇此症初起用牛蒡薄荷涼散一二
劑以解其表瀉用梔子豉湯加玉竹知母茅根麥冬鮮斛丹皮
生地之類往往取效因此觀之聖經祇言大略注家望文生義不

能推原六淫化火之旨，並遂謂溫病亦傷寒之類。雖如喻嘉言之博學，未免見之未的也。讀書者宜留意焉。

小兒驚風雖似中風痙痓，然概投祛風悍藥，亦非善治。蓋此症有因痰涌而致者，有因傷食積而成者，肝風自動者十中一二而已。即曰肝風自動，亦由腎水不能滋濡之，木以致成痙。制肝藥中亦宜佐以滋腎。因痰者化其痰，因食者消其食，而症勢自平矣。倘專用制肝祛風之品，則水益虛而木益燥，其不助邪也幾希。

小兒泄瀉，大抵脾胃脆弱，或飲食所傷，或因溼熱內搏，或因寒熱偏勝，此人所易知者也。又有一種痰瀉，作止不常，下痢如膠如漆如涕，脈形弦滑，因尋常治瀉之藥非惟無益，症勢反增。蓋因脾胃虛弱，健運失司，以致膠痰停積，若消導雖進，則脾愈虛而形愈羸是因瘀兼痰則氣益滯而瘀益凝瘀甚也症猶歸本而求魚也用六君子湯送指迷茯苓丸以瀉其痰後用補中益氣湯去當歸加半夏竹瀝薑汁調理自安更有腎虛泄瀉每至亥子時加重則腰痛足弱不思飲食非用戊癸兼調之法不易奏功即如泄瀉一症有用本病藥而即愈者有用本病藥而不愈且百治不效者此因久痢氣虛胃中清陽之氣不能上升而腐化水穀經云清氣在上則生飧泄此類是也專用痢疾本藥則脾胃益弱清氣有降無升何能向安用補中益氣去當歸倍升麻加桔梗益智肉果補骨脂十餘服可止泄瀉一症有因木邪乘土而成者有因水邪侮土而成者木邪乘土是謂賊邪病重即經所謂所勝剋之也水邪侮土是謂微邪病

輕即經所謂所不勝擣之也

古人治積大率用大黃枳實芒硝三棱莪朮甚有用牽牛巴豆者，取其推陳致新也。若體實氣壯之兒服此盡浪之藥，一二服而病竟霍然，然識多快事。氣質必弱或久病元虛者，當此剋劑，病未去而元氣先傷，虛虛之禍可勝道哉！經云：大積大聚，衰其半而止。夫積聚而云大，病勢極盛之時也，猶曰衰其半而止，聖人之矜慎何如。且今思積聚之症何自起乎？蓋因飲食入胃，陽不能健運，以致陳腐停積，漸固堅凝而成此症，則脾胃之受傷非朝伊夕矣，又從而推盪之，可乎？予於此症初起，當用消食理氣之藥，不應，則以健脾磨積之品相濟而行，則於聖經塞因塞用之旨隱有合乎。

仲景之書傷寒論也以邪入膀胱經者為傷寒直中陰經者為中

寒蓋為冬令天氣嚴寒感而即病者發也後賢得其微旨

從而申〻曰霜降以後始有傷〻寒若霜降以前即有非時暴

寒感人成病者謂〻時行寒〻疫非傷寒也至立春以後即為

溫病立夏以後即為熱病蓋此時天時尚無寒冱之氣人

又何從而傷〻此萬古不刊〻名論也凡有知識者俱宜領會

世俗慣〻醫流不問何時何病一見頭疼發熱概曰此傷寒

也其始也由於俗醫好名豔羨傷寒重名以為我能勝此重

任以熒世而盜名病概指為傷寒而藥仍不用傷寒之藥也

逮至沿襲成風漫不加察竟以傷寒之方通治四時百病鑿

枘相違〻變症蜂起至輕者重而重者死則命名曰傷寒本

屬錯症今用某湯某飲猶不能挽則惟有委之命數而已時醫有鑒於此謂古方之不可治今病蓋有之矣即今之治冬令之真傷寒亦以尋常疲藥而圖僥倖仲景之方畏若蛇蝎遷延時日束手待斃所見多矣原其如此者因恐病不真而起嘿乎此種邪說如傷寒大白之流之行宇宙間何異洪水猛獸之爲災長沙夫子云温邪忌汗溼家忌汗今則風温溼温根用麻黄桂枝矣曰昔以傷寒論活人者今以傷寒論殺人矣我故曰邪說不息則仲景之道不明也

小兒諸症半由脾胃失調所致弱質脾陽未充偶有阻隔即難消化況後食性喜甘甘能滿中最易滯膈生痰食飲不知節制肥甘生冷難以運化致生諸症時師因噎廢食無見

噯氣吞酸，便令病家禁絕飲食，氣血源盡而死者多矣。不知多食則脾胃易傷，禁食則胃津且絕。經曰：納穀者昌，絕穀者亡。又曰：胃爲水穀之海，五臟六腑所由以稟氣者也。病中頻頻索食，胃氣猶存，即是生機不絕處，止宜量節飲食，培植本根，使正氣既而邪氣自平。若禁絕不與，則胃氣敗而五臟絕生化之源矣。經曰：穀肉菜果，食養盡之。業醫者尚其三復斯言。

慢驚一症，實由氣稟素虛，又遭大病連綿不已，以致精力之絕而成此症。心藏神，心血足則得所養而神自安；今心血枯槁，神不守舍，聞聲驚搐，如大人心悸怔忡，虛極將絕之候，與急驚之驚搐力大者迥乎霄壤。世俗一聞驚名，即有無數悍品橫格胸中，戕乎不

助邪失正也君擬當以十全大補湯加棗仁茯神遠志五味並膏以川貝末收之用薑棗湯頻頻服之以接將絶之元神庶有瘳乎

痘疹係先天胎毒毒盛者便閉壯熱古人不得已而用大黄川連之類以瀉其實火然亦祗宜乎初病每見今人株守成方概用大苦大寒之品且有無甚大毒至十朝以外猶用大黄者不知毒藥合有邪則病勢制伏無邪則正氣受傷寒涼太過胃敗元虧不能灌膿結痂者不可勝計猶曰童體陽盛無七情六欲之擾不妨以剋削投也豈不冤哉是猶指初萌之筍謂其遲於竹也謬之甚矣

古人云無氣中隔外内不通不施針灸藥無全功内經爲鑒

家曾祖諱針灸之法獨詳，則知針之不可偏廢矣。前哲念及小
兒體質脆弱，氣血未充，不勝針艾，用是尋求藏府谿谷血脈
朝會之處，以手代針，使氣血流通，去病於無形，實為慈幼第一
良法。觀於拳勇家以一二指之點要穴，能使其人致病見亡，蓋
信推拿之非妄，然非得授受真傳，亦不可任此。因女巫厮輩爭
傳偽訣，任意摩揉，或喃喃誦咒，有識之士目笑而羞稱之。茲使
前賢良法湮沒無傳，亦可慨已。

識小錄附餘

醫案摘鈔

楊氏婦卒然寒熱，延醫診視，以爲瘧疾，用附子、吳萸及治瘧諸藥一劑，而四肢厥冷，不省人事，辭以不治。邀余往視，脈象浮中候無，惟沉分尚存弱息，手足如冰，胸腹壯熱，面目浮腫而色青黑，鼻柱有一小瘍，色澤紫黯。余曰：祟魅既得，無俟外求矣，作祓禱者此物也，瘧鬼何尤。與犀角地黃湯加川連一錢五分，遂服龍鳳丹。少頃腹中漉漉有聲，神識漸復，自述腹中有物攻擊，如蛇鬭狀。達旦始安貼睡熟，日旰進粥半盂，復投前藥，三日而痊。其夫問曰：拙荊之病何病也？余曰：非瘧也，疔毒走黃耳。其夫曰：先生何以知其非瘧？余曰：瘧邪從口鼻吸入，由表達裡未有不元氣衰邪遂入五藏者也。且疫邪既入五藏矣，必至煩躁飲冷挾熱下利，右脈雖沉，洪數有力。今諸症俱無，是以知其非疫也。曰：疔火毒也，投以熱劑，以火濟火，勢若燎原，必且發狂譫語，六脈洪數矣。今反四肢厥冷，脈形沉細者，何也？余曰：正氣既弱，不敵外邪之猖獗，又得藥力以助病邪，是以元氣反爲邪氣制伏，壅滯於中，不能達露於頭，斯象也。曰：厚連峻劑也，聞有用者或一二分或四五分至錢許而止，其先生必倍用之而取效者，又何說也？余曰：病勢既深，藥力又猛，非倍用峻劑，安能奏奪旗斬將之功哉？右腹中攻擊時正後藥與前藥相戰時也。危乎不危？曰：然則先生再造之功，真起白骨而肉之矣。余曰：是烏敢。此有命數存焉，設更後一時，疔毒入心，雖有扁鵲亦不能爲已。

徐氏子體質素弱，左足患流痰，醫以破氣消痰藥飲之不應，腰膝間續發三五處，復用行氣攻毒之品，冀其消散，如是者幾及十日，飲食少進，日晡骨蒸發熱，漸至自汗不止，食入即脹，自朝至於日中昃，暴瀉十五次，家人惶遽，延予診治，脈象細於蛛絲，不甚相屬，此係侵削太過，津液內傷之故也。急進以大劑參耆歸朮地冬等藥，曰：非盡此或有轉機，否則不可為矣。藥入病勢稍安，腿瘡隨潰，出膿斗許，五劑後知飢能食，復進健脾補中藥，佐以理氣化痰之品，調理五十餘日，而續發諸處漸次消退。或問：有痰不服補，佳訓也，今用歸朮而病反愈，因補托而病以差，古人豈欺余哉？予曰：痰雖不可以補，其有痰

不能補足其帶耳折思脾胃畏目則振神氣暖營衛貫通痰何由生哉爲申其說曰治痰先理氣氣定健脾於正本清源之治庶有合乎

室女某素多鬱抑食減形銷日至午脾發熱夜半而解口乾舌汗五心煩悶醫者以其發熱也作外感治病勢日增乃問治於余詢知月事過期又以爲寒凝也與桂心等溫熱之藥四五劑而咽痛唇焦目赤鼻衄諸症畢集矣請予求治脈沉澀腎脈細如遊絲心肺二脈細數少力脾胃更弱殊甚用四物去川芎倍生地合逍遙散加骨皮丹參四十劑而安或曰寒熱表症也曷爲解表而不愈也予曰此勞熱非寒熱也曰勞熱者何曰先寒後熱者爲寒熱爲表邪但熱不寒者爲勞熱爲血虛曰經水過

衄多由熱，其非寒症也。曰先期爲熱，過期爲寒，古人有言之矣。然後至爲寒，色必清淡而稀，紫塊，脈虛遲細。今深紅而少，乃火旺血熱不能妄衄，蓄泄也。腎脈細者，水弱不能制火也。肝脈沉者，木鬱生火也。書云下手脈沉，便知是氣，是也。心肺脈細數者，相火越居，火以爍肺金也。數而少力者，虛火而非實火也。脾胃爲弱者，温燥劫津，胃陰傷也。曰：子之用此藥也，奈何？曰：直達疏之，肝經之鬱開而火自熄也。四物以滋陰血，去川芎者，時方翻血，懼其引血上升也。倍生地，加骨皮、丹參者，取其補陰血，血生而熱自除也。

再查宋某，年四十許，賦性豪蕩，嗜酒好色，於四月中旬，胃家失血，動以斗計，歲常三四作，任性自若。三年後值春分節，陽氣上升，復食鮮豬火酒，覺胸間熱氣一縷，自下而上，血涌如潮

血盡暴脱，頃之復甦，聞人步履如山谷崩裂，門戶窗櫺震者，惟
慣避。蓋自今晨明予往診視，六脉浮數無力，面色晃白而少神，
痰升氣喘，兩目無靡，亭曰不進歸地重藥，午後血當大至，氣
隨血絶矣。病家曰：前醫用歸地而氣喘痰唱，繼以為禁忌，不可
復施。余曰：喘歸地為血家要藥，自古至今，未聞畏誠而廢以為
禁劑。即且病者痰潮氣急，目瞑鼻扇，諸醫畏縮不前，衆曰
今事勢已亟，不敢主議。余曰：武侯有言，伐賊亡，不伐賊亦亡，與
其坐而待亡，孰與伐之。此說可宗也。乃用四物去川芎，加人參、黄
芪、白术、竹瀝、沉香、童便。一服而痰潮平，二劑而目漸啟，三四日
後知飢索食矣。調治月餘，漸次平復。或問曰：諸醫用歸地而痰
升，以其泥滞也；今子益以參芪補氣之物，而痰喘反平者，何也？曰：血脱

蓋氣古人論之詳矣脾胃氣旺則始得統血歸經蓋以沉香量便使
諸藥隨之而直達下焦今耗散之正氣有所歸納而諸症自平矣
按其形質未實於七月間患瘧疾往來寒熱延至季冬形銷
食減手足拘攣屈伸不便後商諸醫有以為流注者有以為走注
者紛紛不一所用之藥一以破氣逐瘀為主至正月下旬飲食不進舌乾
口燥痰嗽作紅下白痰升氣喘神志昏瞀垂危也諸醫辭以不治邀
予往視一醫切脈甫畢不問六方予細按其脈微細帶革惟恃沉
分尚有根氣舌燥無苔自汗如洗予曰此係久熱傷陰營血大虧
滋補其陰之外別無良法矣醫曰寒熱未止外邪未清不宜補
者一也外症方興法當消散不宜補者二也痰升氣喘補恐滯膈
不宜補者三也余曰外感之熱得汗而解此則日晡發熱解時無

汗自汗盜汗總由陰陽並竭所致經曰陰在内熱出勢蒸
也補品一投陰血得所養而熱自除矣且手足拘攣亦由血不
榮筋所致若係外瘀脈必洪數書曰數脈不時見若有瘡變
當發癰今則反是一得滋補血足筋舒而腫痛平矣至於此
症之痰非風寒濕食所化之痰亦非胃脘停蓄之痰乃真
水消金虛陽上炎腎中津液隨氣上泛而為痰涎補劑下咽
真陰固攝又何氣喘痰升之足患哉醫者力持前議取效
良久不能決病家聞余言亦疑信參半予曰今日之事君能
任則任之不能任則聽余之所為毋相阻也醫者微哂而去余以大
劑八珍湯熟地重則二兩十劑而病勢挫七十劑而真元復
一女歸於春季少腹作痛痛時盤旋不定面青肢冷醫者

或以為氣滯也進行氣藥或以為血瘀也進行血藥疑元虛者
用補托疑食積者用攻消丸散紛如痛情自若予按其脈係位
弦而帶緊惟右關濡洪視其舌中白點如萍上唇內裏徧
生小瘡余曰此蟲積也用大黃四錢加殺蟲藥一服痛愈甚滾
地呼號大瀉三次出蟲七枚色如豬肝形狀不一有如海參者有如
小蟹者有如蛤蟆者然皆蠕蠕蠢動痛隨瀉止猶恐其留遺
為患也再進殺蟲藥十餘服然後以六君子湯加蕪荑神麴調理
收功或曰少婦腹痛何以知其為蟲積也余曰脈緊為痛面青者
脾胃受傷也右關為脾胃之應脈獨濡而帶洪濡為溼洪為
熱隨詢知此人素有溼熱且喜食麫麫之食最易助溼溼熱則
生蟲必矣曰山左之人非麫不生活將盡人而有蟲積乎余曰水土不

同物性有異不可拘也江浙僉起芟者婦多然亦有不盡劇椿者否
察其上唇小瘡累累相屬書曰上唇有瘡蟲食其藏合四
診而詳審之病豈有遁情哉
容有從海上來者言其地有人患脚濕俗名脫靴疳始起如米如
豆漸次腐爛其勢甚速四五日後脫至腐脫僅存筋故有脫
靴之稱求醫診視醫曰此絕症也不可救藥服參兩許卒至不
起是歲八月太浦沈姓患此求治起患二日瘡口已如碗面全切
其脚傷潰數不倫胎黃飲冷見諸火象予思亦淫之邪惟火
最速其害物也亦惟火最烈病勢如是其爲火也如指掌矣竟
以犀角地黃連直折其火每加知母川柏生地培養腎水以
制之二日而燥定六日而腫消潰以漸隆清火之品調理四旬而痂

脫

予嘗見小兒頭頂生瘍初如米粒四面即起薄衣色如陳油而
明日瘡口腐爛如錢三四日後皮肉盡脱腦骨嶄然突出作瘍
血流潰西耳根至八九日而死因思此症形象色脈與腳瘡同編圖
方青博咨同志竟無端緒施以前法效者半屬十歲以上及五歲以
一已出痘者皆可安全五歲以下者亦係敝蓋胎毒蘊蓄積久而
發已出痘者毒已宣泄之故耶
千墩沈氏小女子患流注請過地瘍家治療半年後腫肉爛開
六寸許封骨折而突出四寸有奇無自骨孔流出淋漓不絶
聞治於余切其脈胃神根三者俱無矣雖指下時覺細滑然
於日久之潰瘍反為脈症相應之兼後天未敗尚能納穀但朽

骨突出殊難收口其母自述守志撫孤況亦流涕膝拜且云
慕先生高誼扶服惡疾但得一施神術雖死不悔余感其誠躊躇
良久應之曰請嘗試之乃以白砒巴仁蟹殼和為細末以膏藥
封其瘡勿令脂外泄使之浸以灌淋潤將骨節細筋盡行腐
化以冀朽骨脫落上藥後大痛竟日朽骨竟出中有死蟲
六枚狀如蛆長五六分骨上有蛀洞七處形類羌笛其母驚
喜過望持以相示自後瘡口漸平服十全大補湯三十餘劑
而愈
執江楊媼患穿踝疽久不愈服清火利濕藥十餘劑腫勢漸
平而瘡口如坂必深渠係力食者向事艱遠痊不得已以鐵將腐
蓬蓋之約以結痂後仍服前藥數劑始無後患愚以試事

至鹿城見診不值乃不果服時九月中旬也明年四月援舟就診自述搔藥後瘡雖遂結不勝搔癢久之瘡終不落漸覺熱腫至季冬更甚不受衣覆六月中病勢日增不能動履切其脈沉洪而滯舌苔深黃煩渴飲冷予曰此濕熱久鬱化火之候也前此瘡之邪未楚之遽爾結痂原係一時權宜之計乃積久之生變豈常藥所能奏功哉 因思濕邪沉著下焦最難宣泄用四苓桔梗升麻柴胡以升舉其氣血以澤瀉車前以連黃蘗去其濕熱用苦桔桂枝使之直達病所二劑知六劑已

○濕邪在下宜用升提脫元氣虛而下陷者則可若遇腳氣濕腫氣實之症斷不可用此法

顧大用於結喉左偏生一腫核，形如核桃，醫者名之曰捧喉癰。服散藥十餘劑，病勢稍增。他醫投以涼藥，腫勢益甚。再易醫而以溫藥進四劑，而咽喉閉塞，湯水不入，腫核如盞，高二寸許，氣息如縷。請予往診，右寸脈形伏着筋骨間，不能應指，餘部沉而帶滑。予曰：此手太陰結喉也。乃以鋒針遍刺肺經諸穴，以泻其氣，牙関撤開，稍進湯飲。以生半夏、生南星、前胡、桔梗、大黃、天竺黃，飲三日而食進聲出矣。後用六君子去人參、半夏，用生加生南星、杏人、桔梗、象貝，七十劑而消。

張娃男子，壯熱四日，忽發重舌。醫者進散藥十餘服，病勢日增，復以珍珠、犀黃等物雜投互進，五六日而舌出寸餘，咽喉腫塞，目腫面赤，水漿不入口者三日。求治於余，六脈洪數有力，舌赤如火。予曰：即火熾甚，其水內虧，三日不食，脈宜細耎，而反洪數有力脉不應病不治之候也病家情詞懇切乃以鈹針遍刺患處令毒血出盡再針金津玉液及百會頰車少冲等二十三穴飲以犀角黄連湯二劑湯水雖入火毒未衰因思先民有言寒之不寒是無水也壮水之主以鎮陽光即以前方加知母以鈹針刺如前三劑而病勢减半復以滋陰降火之品調理五十餘日而安

毗城李氏女左肘生瘍按云自七歲生瘡時起患此瘡自後無歲無發發則潰爛一二月乃有五年如一轍也凡易數醫厥症弗瘳予視患處形長而實重按其中有物横亘病者不勝痛楚予曰中有多骨剖而去之病乃可已病者有難色強而後可剖取多骨二寸許瘡乃不發

一婦於初秋忽患吐瀉寒熱不止四肢麻木戰掉醫以瘧治病

勢不支予往切脉肺脉微細〻如無肝脉弦〻动殊甚與左金

丸加扶脾清暑之劑二劑而瘳茂問徧閱諸書未聞以左

金治瘧痞暑痞者子用之而應何也予曰此非瘧痞乃肝木刑

金之症也至於暑邪不過乘機竊發耳此婦陰血素虧肝木失

於滋潤陽氣易動又值今歲厥陰司天風木加臨之臟氣偏勝

長夏炎歊熾甚爍石流金五月不解火旺則金衰且季夏

爲土伏金生之候炎威太過金氣消爍雖有戊土亦不能資庚

辛生化之源所以肺金主令脉當浮大而反微細也肝木退舍脉

當微細而反弦動也肝爲將軍之官肺金不能節制則勢必跋猖

經曰以其所不勝侮其所勝是也左金能抑肝木使肺中金氣左

行而制肝〻木受制而病愈矣所謂亢害承制者如此

某媪素患肝氣，至七旬外元氣衰弱，風疾大作。醫用行氣平肝之藥，痛勢愈熾，昏厥不省人事，痰如曳鋸，懨懨待盡。余脈之，脈象浮部搏指，沉分幾無根。予曰：肝為將軍之官，一伐不請，不可再也。今屢行推盪，血愈枯而火益熾，所以如此。遂用熟地、阿膠、胡桃、牛膝、沉香、蓯蓉之類，乙癸兼調，病竟霍然。

跋

道光戊子己丑間根從王椒畦先生遊於其架頭得孫君蘇門停雲館醫閣僅帷錄一種讀之歎其辨證明晰處方有法知其於斯道三折肱矣歎從而識其人一償胸中所疑東西遥隔未獲所願者蓋二十年椒翁遊岱後根久不至山南老屋書亦未知存亡然時時有一孫蘇門往來意中咸豐紀元之歲婁東友人俞君潄六以詩稿覓示見其中有弟蘇門題畫之作因有以求其書至冬而孫君少霞以君所著識小錄二卷寄示問蘇門起居則以前歲捐館矣噫根之於君景慕二十年之久而終不獲一面然幸身未死得讀其遺書蒙其啟發未可謂無緣也則就其錄中諸說論之經訓正謬語條類推驗正前人為青出於藍惟厥病論條以厥訓其以心訓中尚有賸義蓋厥之為其雖本雅訓然以厥病論為其病論則不詞以腎心痛為腎

之痛矣惟也伏暑之與溼溫終屬兩證不可傳會前人天行異氣
則為疫病亦不可與溫並論至論喻西昌而改經字雖為僭然
終當以長夏傷於溼秋傷於燥冬為欬嗽義乃周備此則根之所
竊為獻疑者也其餘諸說類情不刊咽喉二篇剖析精微與醫
閣相發明溫熱之證不可與傷寒同治尤開唐宋以來瞶瞶君之有
功於來學為何如哉惜其已亡無由而叩其學當必有出於書之外
者而今僅止此也醫雖小道實冒天人非可以苟為者如君之元孝靈
蘭穿穴張李抉千古之秘疑析一己之心得可謂不徒作矣尚得
云識其小者耶欽喜讚歎為書其後辛亥冬仲十有廿日
徐村老農潘道根拜書於寓軒之北窗時年六十又四